Cosmetologia clínica e cuidado
farmacêutico para a saúde da pele

Universidade Estadual de Campinas

Reitor
Antonio José de Almeida Meirelles

Coordenadora Geral da Universidade
Maria Luiza Moretti

Conselho Editorial

Presidente
Edwiges Maria Morato

Carlos Raul Etulain – Cicero Romão Resende de Araujo
Dirce Djanira Pacheco e Zan – Frederico Augusto Garcia Fernandes
Iara Beleli – Marco Aurélio Cremasco – Pedro Cunha de Holanda
Sávio Machado Cavalcante – Verónica Andrea González-López

Gislaine Ricci Leonardi
Mariane Massufero Vergilio

Cosmetologia clínica e cuidado farmacêutico para a saúde da pele

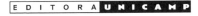

FICHA CATALOGRÁFICA ELABORADA PELO
SISTEMA DE BIBLIOTECAS DA UNICAMP
DIVISÃO DE TRATAMENTO DA INFORMAÇÃO
Bibliotecária: Gardênia Garcia Benossi – CRB-8ª / 8644

L553c   Leonardi, Gislaine Ricci, 1970-
         Cosmetologia clínica e cuidado farmacêutico para a saúde da pele / Gislaine Ricci Leonardi, Mariane Massufero Vergilio – Campinas, SP : Editora da Unicamp, 2025.

1. Cosmetologia. 2. Cosméticos. 3. Pele. 4. Técnicas cosméticas. I. Vergilio, Mariane Massufero, 1990-. II. Título.

CDD – 646.72
– 646.726
– 615.5

ISBN: 978-85-268-1730-2

Copyright © by Gislaine Ricci Leonardi e Mariane Massufero Vergilio
Copyright © 2025 by Editora da Unicamp

Opiniões, hipóteses e conclusões ou recomendações expressas neste livro são de responsabilidade das autoras e não necessariamente refletem a visão da Editora da Unicamp.

Direitos reservados e protegidos pela lei 9.610 de 19.2.1998.
É proibida a reprodução total ou parcial sem autorização, por escrito, dos detentores dos direitos.

Foi feito o depósito legal.

Direitos reservados a

Editora da Unicamp
Rua Sérgio Buarque de Holanda, 421 – 3º andar
Campus Unicamp
CEP 13083-859 – Campinas – SP – Brasil
Tel./Fax: (19) 3521-7718 / 7728
www.editoraunicamp.com.br – vendas@editora.unicamp.br

Série EXTENSÃO UNIVERSITÁRIA

A Série Extensão Universitária está voltada à divulgação das contribuições, teóricas e metodológicas, das iniciativas de caráter extensionista da Universidade Estadual de Campinas. As obras tratam de tecnologias, programas, conhecimentos e metodologias referentes a várias áreas de atuação acadêmica e profissional de grande interesse social. Tratam também da divulgação, da formação e da inovação científica, bem como da capacidade de diálogo e de trabalho conjunto da Universidade com a sociedade.

Sumário

Prefácio 9

Apresentação 11

Nota prévia 15

1 – Cuidado farmacêutico na saúde da pele:
uma tendência mundial 19
1.1 Introdução 19
1.2 Medicamento isento de prescrição *versus* cosmético 20
1.3 Anamnese e cosmetologia 22
Referências bibliográficas 26

2 – Importância do conhecimento da pele para o
formulador de cosméticos 27
2.1 Introdução 27
2.2 Epiderme 28
2.3 Derme 31
2.4 Tecido subcutâneo 32
Referências bibliográficas 32

3 – Métodos biofísicos e de imagem na área clínica para avaliação das
propriedades da pele 35
3.1 Introdução 35
3.2 Técnicas biofísicas para análise da pele 36
3.3 Dispositivos de análise de imagem para avaliação cutânea 45
Referências bibliográficas 51

4 – Orientação farmacêutica para produtos cosméticos hidratantes da pele 55

4.1 Introdução 55

4.2 Efeito barreira e hidratação da pele 56

4.3 Ressecamento cutâneo e perda transepidérmica de água 57

4.4 Mecanismo de ação dos cosméticos hidratantes 60

4.5 A importância do veículo em cosméticos hidratantes 61

4.6 Principais ativos cosméticos hidratantes 62

Referências bibliográficas 65

5 – Importância da orientação farmacêutica para prevenção do envelhecimento cutâneo precoce 67

5.1 Introdução 67

5.2 Processos biológicos por trás do envelhecimento cutâneo 68

5.3 Manifestações clínicas do processo do envelhecimento cutâneo 71

5.4 Orientações sobre fotoproteção e o uso de protetores solares 78

5.5 Ativos cosméticos para pele madura 82

Referências bibliográficas 89

6 – Formulações cosméticas hidratantes para prevenir sinais do envelhecimento 91

6.1 Introdução 91

6.2 Exemplos de estudos clínicos de formulações cosméticas e seus parâmetros instrumentais e de imagem cutânea 91

Referências bibliográficas 95

Considerações finais 97

Prefácio

Marcelo Polacow Bisson

A cosmetologia clínica é um campo novo e fascinante para a profissão farmacêutica; seu compromisso essencial é o de promover a saúde da pele enquanto atende às demandas por beleza e bem-estar. Neste livro, mergulha-se em um mundo em que a pele é tratada não apenas como um órgão vital, mas como um reflexo do estado geral de saúde e qualidade de vida do indivíduo.

O cuidado farmacêutico vem se tornando uma prática profissional inserida na farmácia clínica, uma área cada vez mais difundida e demandada, exigindo conhecimentos, atitudes e habilidades específicas para a cosmetologia clínica. Nesse contexto, a cosmetologia clínica, como subárea do cuidado farmacêutico, necessita de materiais de referência robustos; esta obra visa preparar gerações de novos cosmetólogos clínicos para atender às necessidades de uma sociedade que vive mais e quer incluir no seu planejamento de vida mais qualidade e bem-estar, principalmente no que tange aos cuidados com a saúde da pele e a beleza.

Nos últimos anos, o avanço tecnológico e a pesquisa científica têm proporcionado uma nova compreensão da pele, permitindo que tratamentos e produtos cosméticos sejam desenvolvidos com base em evidências sólidas. As fronteiras entre dermatologia, estética e saúde pública se tornaram cada vez mais tênues, permitindo que a cosmetologia clínica se torne uma disciplina crucial no cuidado da pele.

Este livro explora essas interseções e fornece ao leitor uma visão abrangente das práticas e perspectivas mais atuais. A cosmetologia clínica, ao contrário dos cuidados superficiais, busca tratar a pele de forma holística, levando em consideração fatores como nutrição, genética, hábitos de vida e condições ambientais.

Ao longo dos capítulos, são abordados temas que vão desde cuidados farmacêuticos na saúde da pele até as tendências mais inovadoras em formulações para a pele. Analisa-se, aqui, como os cuidados clínicos podem prevenir, tratar e até reverter sinais de envelhecimento e condições cutâneas, promovendo uma pele mais saudável e vibrante. Além disso, o livro traz à tona as considerações éticas e a responsabilidade dos profissionais da área em recomendar práticas seguras e eficazes.

Cosmetologia clínica destina-se tanto a profissionais da saúde, como farmacêuticos, dermatologistas, esteticistas e biomédicos, quanto a estudantes e entusiastas da área que desejam aprofundar seu conhecimento sobre o cuidado clínico da pele. Considero que esta obra inspirará um compromisso contínuo com a excelência e a inovação no campo da cosmetologia clínica, tendo sempre a saúde e o bem-estar dos pacientes como prioridades.

Apresentação

Leonardo Régis Leira Pereira

A profissão farmacêutica incorporou a atuação clínica nas últimas décadas do século XX por meio da farmácia clínica e do cuidado farmacêutico; sendo assim, além da produção artesanal e mecânica de medicamentos e cosméticos, caberia ao farmacêutico também ofertar serviços clínicos às pessoas que utilizassem esses produtos.

O envelhecimento populacional tem aumentado a preocupação das pessoas em relação aos cuidados com a pele visando não apenas manter uma aparência jovem, mas também manter a pele saudável, preservando a função mecânica protetora e evitando complicações, tais como lacerações, hematomas e úlceras atróficas que não cicatrizam.

A área cosmética experimentou crescimento exponencial no Brasil a partir de 1990, devido a um maior investimento dos cursos de farmácia na formação dos estudantes nessa área, melhorando o desenvolvimento e a produção dos cosméticos no país. Esse fato corrobora a posição de destaque do Brasil, que atualmente é o quarto maior mercado de cosméticos do mundo, atrás dos Estados Unidos, da China e do Japão.

Os cosméticos são produtos de livre comércio para a população, e o implemento da produção mecânica e em larga escala proporcionou sua chegada ao mercado com preços mais acessíveis. Entretanto, a Agência Nacional de Vigilância Sanitária (Anvisa) classifica os cosméticos em grau 1 ou grau 2, em função da probabilidade de ocorrência de efeitos não desejados devido ao uso inadequado do produto, sua formulação, finalidade de uso, áreas do corpo a que se destinam e cuidados a serem observados quando de sua utilização, conforme a Resolução de Diretoria Colegiada (RDC) n. 752, de 19 de setembro de 2022; os cosméticos classificados como grau 2 exigem comprovação de segurança e/ou eficácia, bem como informações e cuidados, modo e restrições de uso.

Diante do exposto, torna-se imperativo o papel do farmacêutico não só no desenvolvimento e na produção dos cosméticos, mas também nas orientações relacionadas ao cuidado farmacêutico; esse profissional assume o protagonismo no acompanhamento das pessoas que utilizam cosméticos, garantindo o acesso, a indicação adequada, as orientações corretas para alcançar os resultados esperados e afiançar que a utilização seja segura, sem eventos adversos. Para que esses objetivos sejam alcançados é fundamental que o farmacêutico realize um atendimento adequado, aplicando o método clínico durante a dispensação e o acompanhamento da utilização do produto cosmético, monitorando se os resultados alcançados promoveram melhora clínica e da qualidade de vida.

Considerando esse contexto, a atuação clínica do farmacêutico está na fronteira do conhecimento, e a relevância do livro *Cosmetologia clínica e cuidado farmacêutico para a saúde da pele* se justifica plenamente, na medida em que dá um passo relevante ao trazer para essa discussão o papel do farmacêutico clínico também na dispensação e na utilização adequada dos cosméticos no Brasil, mostrando que esse profissional tem condições de assumir uma postura proativa no cuidado das pessoas também nessa área; além disso, o livro colabora para expandir o conhecimento de estudantes e profissionais de saúde, aliando dois mercados (farmácia clínica e cosméticos) valorizados e rentáveis, que estão ainda em crescimento. Portanto, esta obra é uma produção científica relevante, que contribui de maneira essencial e fundamental para a evolução da formação do farmacêutico no Brasil, respondendo a uma necessidade social de garantia de utilização segura e adequada dos cosméticos, com resultados clínicos, humanísticos, sociais e econômicos significativos à população.

Nota prévia

Os projetos de pesquisa e extensão que desenvolvemos ao longo da nossa parceria profissional nos mostraram que a cosmetologia vai além do estudo de desenvolvimento de formulações cosméticas eficazes, seguras e com bom sensorial. Os cosméticos possuem também um grande impacto na prevenção do envelhecimento precoce e de outras condições de pele e de seus anexos. É essencial aos profissionais que atuam na área cosmética contribuir para o desenvolvimento de produtos que promovam a autoestima, o bem-estar e, consequentemente, uma melhor saúde às pessoas. Para isso, é necessário entender os efeitos dos cosméticos na saúde do indivíduo, sendo fundamental o conhecimento de cada ingrediente presente em uma formulação, além do conhecimento específico sobre a região corpórea de aplicação.

Nesse sentido, o profissional farmacêutico é bastante capacitado para atuar na área cosmética, na medida em que o curso de graduação em farmácia oferece embasamento teórico e prático sobre produtos farmacêuticos, alimentos e cosméticos. A disciplina de cosmetologia geralmente é oferecida ao final da grade escolar do curso de farmácia. Ela aborda, de maneira teórica e prática, as etapas do desenvolvimento dos produtos cosméticos, integrando conhecimentos adquiridos nas demais disciplinas, fundamentais para entender o mecanismo de ação dessas formulações. Assim, além da cosmetologia, disciplinas como histologia, fisiologia e farmacologia capacitarão o graduando em farmácia a adquirir conhecimento adequado sobre o mecanismo de ação de cosméticos, bem como os possíveis efeitos adversos, ao passo que disciplinas como química, física e microbiologia o capacitarão a entender sobre os testes de estabilidade tão necessários à segurança e à eficácia das formulações; e, por fim, toxicologia e controle de qualidade são as disciplinas que o habilitarão a entender a necessidade de estudos de segurança.

Enfim, são anos de preparação para formar um profissional capaz de desenvolver uma formulação cosmética segura, estável, eficaz e com bom sensorial. Logo, desenvolver, avaliar e indicar cosméticos não é uma tarefa fácil, que se pode aprender em cursos rápidos. Embora essas formulações sejam de venda livre, é importante que sejam indicadas por profissionais com amplo conhecimento sobre o assunto. Dessa forma, o consumidor final poderá obter muitos benefícios.

Este livro compartilha a experiência que acumulamos ao longo de nossa jornada na ciência cosmética. No ano 2000, a tese de doutorado intitulada *Avaliação da estabilidade e efeito no conteúdo aquoso do estrato córneo de formulações cosméticas contendo, ou não, vitaminas A ou E ou ceramida III*, defendida na Faculdade de Ciências Farmacêuticas de Ribeirão Preto da Universidade de São Paulo (FCFRP-USP), marcava o início de uma série de estudos relacionados ao efeito da aplicação de cosméticos na pele. Já em 2024, a tese de doutorado intitulada *Desenvolvimento e avaliação da eficácia da niacinamida em formulações cosméticas com ultrassom terapêutico e microagulhas para os sinais do envelhecimento cutâneo*, defendida na Universidade Estadual de Campinas (Unicamp), consolidava nossa vasta experiência no assunto.

A escrita deste livro foi motivada por nosso grande interesse em pesquisa e divulgação de estudos que avaliam e comprovam cientificamente os efeitos de cosméticos na pele, bem como a qualidade das formulações. A cosmetologia tem sido frequentemente divulgada de maneira empírica e, muitas vezes, sem fundamentos científicos em meios de comunicação, e queremos garantir que futuros profissionais possuam o conhecimento necessário para contrapor essa tendência, impactando positivamente a sociedade, promovendo saúde e bem--estar à população.

Nosso objetivo é fazer com que a cosmetologia assuma um caráter mais clínico, contribuindo para a formação de estudantes de graduação e pós-graduação. Nossa experiência com atividades de extensão universitária nos mostrou o quanto a sociedade carece de orientação cosmética e de informações confiáveis sobre o uso de cosméticos. Eles são vendidos sem a obrigatoriedade de prescrição, mas necessitam, sim, de cuidados na manipulação e na indicação correta para realmente trazer benefícios às pessoas.

Reunimos, aqui, conceitos multidisciplinares essenciais ao farmacêutico para melhorar sua prática clínica, focando produtos cosméticos hidratantes e voltados à prevenção do envelhecimento precoce. Todas as ilustrações foram produzidas pelas autoras e possuem o objetivo de facilitar o entendimento de conceitos mais complexos.

Gislaine Ricci Leonardi e Mariane Massufero Vergilio

1
Cuidado farmacêutico na saúde da pele: uma tendência mundial

1.1 Introdução

A valorização da qualidade de vida é tema que está direta ou indiretamente associado a muitos projetos e trabalhos publicados na área da cosmetologia. Isso se justifica, uma vez que o aumento da expectativa de vida tem elevado a preocupação com os cuidados e necessidades da saúde da pele das pessoas. A preocupação vai além de manter a pele com uma aparência saudável e jovem, estendendo--se até a melhora da qualidade de vida. A perda da função mecânica protetora da pele pode resultar em complicações como lacerações, úlceras atróficas que não cicatrizam e hematomas.

O estudo da ciência cosmética ganhou impulso no Brasil na década de 1990. Faculdades de ciências farmacêuticas começaram a oferecer cursos de pós-graduação que permitem a qualificação dos farmacêuticos nos estudos cosméticos (tanto no quesito de desenvolvimento de formulações quanto no de desenvolvimento de metodologias para comprovação de *claims* de produtos). Desde então, a ciência cosmética vem crescendo muito em nosso país e também no mundo todo.

Hoje em dia, o Brasil é o quarto maior mercado de beleza e cuidados pessoais do mundo, ficando atrás só dos Estados Unidos, da China e do Japão. Com a pandemia de covid-19, houve um aumento dos hábitos de higiene para reduzir os riscos de contágio, o que proporcionou destaque ao desempenho dos produtos para banho, em especial os sabonetes líquidos, que tiveram alta de 22,3%, e os sabonetes em barra, de 9,5%.

Durante o processo de fabricação de cosméticos, várias normas devem ser seguidas para proteger o consumidor final. Durante o desenvolvimento de uma formulação cosmética, estudos de estabilidade física, química, microbiológica, bem como estudos de segurança e eficácia, são realizados. Afinal, trata-se de produtos usados livremente e que precisam ser preparados e divulgados com responsabilidade. Assim, os cosméticos ficam sujeitos às normas da vigilância sanitária, e, portanto, as empresas que os produzem são obrigadas a manter um responsável técnico legalmente habilitado entre seus colaboradores. O responsável técnico é a pessoa física legalmente habilitada para a adequada cobertura das diversas espécies de processos de produção e prestação de serviços nas empresas.

1.2 Medicamento isento de prescrição *versus* cosmético

Para entendermos a legislação vigente relacionada à cosmetologia clínica é importante sabermos alguns conceitos básicos sobre medicamentos e cosméticos.

Conforme previsto na lei n. 991 de 1973, medicamento é um produto farmacêutico, tecnicamente obtido ou elaborado, com finalidade profilática, curativa, paliativa ou para fins de diagnóstico. Medicamentos ajudam a curar doenças, melhorar a qualidade de vida e manter a saúde. Mas também podem trazer efeitos indesejados, reações imprevistas.

Existem medicamentos isentos de prescrição (MIP), conforme a Resolução de Diretoria Colegiada (RDC) n. 882 de 2024 da

Agência Nacional de Vigilância Sanitária (Anvisa); embora possam ser vendidos diretamente ao consumidor, esses medicamentos conservam sua finalidade profilática, curativa, paliativa ou para fins de diagnóstico. Para o registro de um MIP, ele deve atender a sete critérios definidos pela Anvisa: (1) perfil de segurança; (2) indicação para tratamento de doenças não graves; (3) indicação de uso por curto período; (4) ser manejável pelo paciente; (5) baixo potencial de risco em situações de mau uso ou abuso; (6) não apresentar potencial de dependência; (7) e tempo de comercialização.

Por outro lado, cosméticos, em conjunto com produtos de higiene pessoal e perfumes, são definidos, conforme a RDC n. 752 de 2022 da Anvisa, como preparações constituídas por substâncias naturais ou sintéticas, de uso externo nas diversas partes do corpo humano, pele, sistema capilar, unhas, lábios, órgãos genitais externos, dentes e membranas mucosas da cavidade oral, com o objetivo exclusivo ou principal de limpá-los, perfumá-los, alterar sua aparência e/ou corrigir odores corporais, protegê-los e mantê-los em bom estado.

De acordo com a lei n. 6.360 de 1976, cosméticos são produtos para uso externo, destinados à proteção ou ao embelezamento das diferentes partes do corpo, tais como pós faciais, talcos, cremes de beleza, creme para as mãos e similares, máscaras faciais, loções de beleza, soluções leitosas, cremosas e adstringentes, loções para as mãos, bases de maquilagem e óleos cosméticos, ruges, *blushes*, batons, lápis labiais, preparados antissolares, bronzeadores e simulatórios, rímeis, sombras, delineadores, tinturas capilares, agentes clareadores de cabelos, preparados para ondular e para alisar cabelos, fixadores de cabelos, laquês, brilhantinas e similares, loções capilares, depilatórios e epilatórios, preparados para unhas e outros.

No Brasil, o órgão regularizador classifica esses produtos em grau 1 ou grau 2. Essa classificação é realizada em função da probabilidade de ocorrência de efeitos não desejados devido ao uso inadequado do produto, da formulação, da finalidade de uso, das áreas do corpo a que se destinam, bem como em função dos cuidados realizados durante sua utilização.

Conforme a RDC n. 752 de 2022 da Anvisa, produtos grau 1 são aqueles que se caracterizam por possuir propriedades básicas ou elementares, cuja comprovação não seja inicialmente necessária, e não requerer informações detalhadas quanto ao seu modo de usar e suas restrições de uso, dadas as suas características intrínsecas. Produtos de grau 2 são os que possuem indicações específicas, cujas características exigem comprovação de segurança e/ou eficácia, bem como informações e cuidados, modo e restrições de uso. Note que essas indicações específicas estão previstas na lei n. 6.360 de 1976.

Portanto, das definições legais extrai-se que a diferença central entre medicamentos e cosméticos é sua finalidade: enquanto os primeiros têm finalidade profilática, curativa, paliativa ou para fins de diagnóstico, os segundos são destinados à proteção ou ao embelezamento.

Outro ponto importante a ser esclarecido é que termos como "dermocosmético" e "cosmecêutico" não possuem definição específica, legal, perante o órgão regularizador. Eles têm caráter meramente mercadológico; trata-se de uma estratégia de *marketing*, utilizada para posicionamento da marca. Assim, para a Anvisa, tais termos não existem, ou seja, ou o produto é classificado como "cosmético" ou como "medicamento".

1.3 Anamnese e cosmetologia

Em 2021, foi lançada a coletânea de algoritmos de prática clínica farmacêutica. Esse material faz parte da iniciativa do Conselho Federal de Farmácia (CFF) em prover competências ao farmacêutico para melhorar sua prática clínica.

Assim, a coletânea de algoritmos de prática clínica foi planejada para auxiliar o farmacêutico na tomada de decisão diária no que tange à prescrição farmacêutica de medidas farmacológicas e não farmacológicas, elegendo algumas condições de saúde mais prevalentes, por meio de um material de fácil interpretação, elaborado a partir das melhores evidências disponíveis na literatura.

Nessa coletânea, existe um algoritmo de queimadura solar e fotoproteção, que indica condutas que o farmacêutico pode adotar para ajudar a população, bem como em quais situações ele deve encaminhar o paciente a outro profissional ou serviço de saúde. Os algoritmos foram estruturados para guiar a anamnese que o profissional vai realizar mediante a queixa do paciente.

Anamnese é o diálogo estabelecido entre profissional de saúde e paciente com o objetivo de ajudá-lo a lembrar de situações e fatos que podem estar relacionados a sua queixa/preocupação. Pensando que cuidados com a pele, e seus anexos, é uma preocupação de muitos indivíduos, e que o farmacêutico tem uma formação técnico-científica para desenvolvimento de cosméticos, bem como uma formação sólida em práticas clínicas, a anamnese representa o primeiro passo para que esse profissional possa indicar um produto cosmético adequado e personalizado.

Ou seja, para uma indicação cosmética de excelência, não devemos dispensar o que o indivíduo tem a dizer. Afinal, de acordo com a Organização Mundial de Saúde (OMS), a saúde é definida como "um estado de completo bem-estar físico, mental e social e não apenas a ausência de doença ou enfermidade". Dessa forma, o bem-estar e a autoestima constituem elementos fundamentais na constituição do estado de saúde do indivíduo.

A anamnese é uma função de todos os profissionais de saúde envolvidos no atendimento multidisciplinar de um indivíduo. Além disso, sua efetividade também passa pela colaboração do próprio indivíduo ao prestar as informações pertinentes. A maneira de realizar a anamnese varia de acordo com cada profissional, que tem autonomia para conduzir o diálogo da melhor maneira possível a fim de atingir o objetivo do diagnóstico. Contudo, o procedimento pode ser categorizado em algumas abordagens e etapas. A entrevista pode ser feita com uma postura mais ativa por parte do profissional, conduzindo de fato a conversa e fazendo as perguntas ao paciente. Ao mesmo tempo, a abordagem pode ocorrer de maneira mais passiva, permitindo um espaço de fala mais amplo ao paciente e assumindo uma postura de maior observação. É importante destacar que esses métodos não são excludentes, mas, na maioria das vezes, complementares.

A Tabela 1.1 ilustra exemplo de etapas da anamnese para orientação de uso cosmético. De maneira geral, a ficha de anamnese é dividida em identificação do paciente, principal queixa trazida por ele, condições atuais de saúde e, por fim, condições de pele. A partir dessas informações, é possível garantir uma orientação adequada para o uso de cosméticos.

Tabela 1.1: Exemplo de ficha de anamnese para avaliação e identificação de sinais de doenças e condições de pele.

Ficha de anamnese
Nome:
Endereço:
Telefone:
E-mail:
Data de nascimento:
Gênero:
Principal queixa do paciente:
Condições atuais de saúde:

Gestação ou amamentação:	( ) Sim ( ) Não
Dermatites em geral:	( ) Sim ( ) Não
Psoríase (doença de pele autoimune crônica, caracterizada por manchas avermelhadas recobertas por escamas esbranquiçadas):	( ) Sim ( ) Não
Vitiligo:	( ) Sim ( ) Não
Acne intensa e persistente no rosto:	( ) Sim ( ) Não
Outras doenças de pele:	( ) Sim ( ) Não – Se sim, quais?
Alergia a algum produto cosmético:	( ) Sim ( ) Não – Se sim, a qual?
Alergia a algum medicamento:	( ) Sim ( ) Não – Se sim, a qual?
Alergia a algum alimento:	( ) Sim ( ) Não – Se sim, a qual?
Diabetes ou doença hormonal:	( ) Sim ( ) Não
Doença cardíaca ou vascular:	( ) Sim ( ) Não
Neoplasias (tumor):	( ) Sim ( ) Não
Distúrbios hormonais masculinos:	( ) Sim ( ) Não
Menopausa e/ou remoção cirúrgica de ovário ou útero:	( ) Sim ( ) Não

Condições de pele:

Fototipo:	( ) I ( ) II ( ) III ( ) IV ( ) V ( ) VI
Oleosidade:	( ) Não oleosa ( ) Oleosa ( ) Mista
Hidratação:	( ) Hidratada ( ) Ressecada
Manchas:	( ) o ( ) + ( ) ++ ( ) +++
Rugas:	( ) o ( ) + ( ) ++ ( ) +++

Referências bibliográficas

ABIHPEC. "The future of the beauty market: new habits brought about by the pandemic should remain high even after the crisis", 2020. Disponível em <https://abihpec.org.br/o-futuro-do-mercado-de-beleza-novos-habitos-trazidos-pela-pandemia-devem-continuar-em-alta-mesmo-depois-da-crise/>. Acesso em 9/9/2023.

AGÊNCIA NACIONAL DE VIGILÂNCIA SANITÁRIA. Resolução RDC n. 98, de 1º de agosto de 2016. Dispõe sobre os critérios e procedimentos para o enquadramento de medicamentos como isentos de prescrição e o reenquadramento como medicamentos sob prescrição, e dá outras providências. *Diário Oficial da União*, n. 148. Brasília, 3/8/2016.

____. Resolução RDC n. 752, de 19 de setembro de 2022. Dispõe sobre a definição, a classificação, os requisitos técnicos para rotulagem e embalagem, os parâmetros para controle microbiológico, bem como os requisitos técnicos e procedimentos para a regularização de produtos de higiene pessoal, cosméticos e perfumes. *Diário Oficial da União* n.180, 21/9/2022.

____. Resolução RDC n. 882, de 14 de junho de 2024. Dispõe sobre os critérios e procedimentos para o enquadramento de medicamentos como isentos de prescrição e o reenquadramento como medicamentos sob prescrição. *Diário Oficial da União*, 118. Brasília, 21/6/2024.

BRASIL. Lei n. 5.991, de 17 de dezembro de 1973. Dispõe sobre o controle sanitário do comércio de drogas, medicamentos, insumos farmacêuticos e correlatos, e dá outras providências. *Diário Oficial da União*, 19/12/1973.

____. Lei n. 6.360, de 23 de setembro de 1976. Dispõe sobre a vigilância sanitária a que ficam sujeitos os medicamentos, as drogas, os insumos farmacêuticos e correlatos, cosméticos, saneantes e outros produtos, e dá outras providências. *Diário Oficial da União*, 24/9/1976.

CONSELHO FEDERAL DE FARMÁCIA. Algoritmos de prática clínica: grupo de trabalho de educação permanente / Conselho Federal de Farmácia. Brasília, Conselho Federal de Farmácia, 2021. ISBN 978-65-87599-07-6.

2
Importância do conhecimento da pele para o formulador de cosméticos

2.1 Introdução

Muitos trabalhos têm sido realizados no sentido de esclarecer cada vez mais a fisiologia e a bioquímica da pele, para que se possa desenvolver adequadamente um produto de uso tópico, bem como compreender sua permeabilidade cutânea.

A pele é o maior órgão do corpo humano, alcançando até 16% do peso corporal, abrangendo uma área de 1,8 m[2]. Esse órgão é metabolicamente ativo e desempenha uma variedade de funções vitais essenciais à manutenção da homeostase e à proteção do corpo. Por estar em contato com o meio externo e o meio interno ao mesmo tempo, a pele possui função barreira para agentes químicos e físicos, previne a perda de fluidos corporais e ajuda a regular a temperatura corporal. Ela também desempenha função sensorial e possui um papel vital na conversão de vitamina D, na produção de suor e sebo, e na produção de peptídeos antimicrobianos. Além disso, a melanina, pigmento que é produzido e acumulado na epiderme, tem função protetora contra os raios ultravioleta.

Esse órgão é composto da epiderme, da derme e da hipoderme, ou tecido subcutâneo. Sobre a musculatura da pele, há tecido muscular em regiões específicas da pele, como, por exemplo, o tecido muscular liso anexado ao folículo piloso, abaixo das glândulas sebáceas. As células musculares lisas também são encontradas nos vasos sanguíneos da derme e da hipoderme.

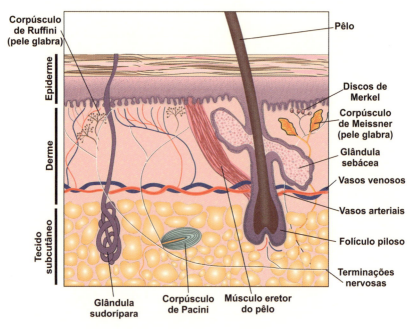

Figura 2.1: Representação das principais estruturas da pele. O corpúsculo de Ruffini e o corpúsculo de Meissner são mecanorreceptores que se localizam na pele glabra (sem pelos).

2.2 Epiderme

A epiderme é composta de um epitélio estratificado pavimentoso queratinizado. Os queratinócitos são as células predominantes nesse tecido. Além disso, a epiderme contém três tipos de células distintos:

os melanócitos, responsáveis pela síntese de melanina; as células de Langerhans, que desempenham um papel na defesa imunológica; e as células de Merkel, associadas à sensibilidade cutânea. A epiderme é subdividida em cinco camadas: basal, espinhosa, granulosa, lúcida e córnea (Figura 2.2).

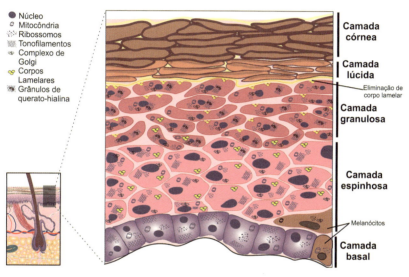

Figura 2.2: Representação das cinco camadas da epiderme.

A *camada basal* é formada por células localizadas sobre a membrana basal, que separa a epiderme da derme. Também conhecida como "germinativa", essa camada é rica em células-tronco da epiderme e desempenha um papel crucial na renovação constante da epiderme, juntamente com a camada espinhosa. Em condições normais de equilíbrio da pele, as células filhas da camada basal migram para cima, iniciando o processo de diferenciação. Calcula-se que a epiderme humana se renova a cada 20 dias (pele delgada) ou a cada 30 dias (pele espessa), dependendo do local considerado e da idade da pessoa.

A *camada espinhosa* é composta de queratinócitos cuboides ou ligeiramente achatados, apresentando um núcleo central e citoplasma com curtas expansões contendo feixes de filamentos de queratina (tonofilamentos). Essas estruturas têm importante função na manutenção da coesão das células da epiderme e na sua resistência. Células-tronco dos queratinócitos também estão presentes nessa camada, e as mitoses ocorrem, principalmente, na camada basal e, em menor quantidade, na camada espinhosa.

A *camada granulosa* consiste em células poligonais achatadas com núcleo central, citoplasma repleto de grânulos basófilos (grânulos de querato-hialina). Esses grânulos contêm uma proteína rica em histidina fosforilada e cistina, sendo responsáveis pela basofilia da querato-hialina. Há também grânulos lamelares de substância glicolipídica. Esses grânulos contêm uma mistura de ceramidas, colesterol e ácidos graxos livres que são liberados pelas células como cimento intercelular, importante para a manutenção da estabilidade da camada córnea. Devido ao seu componente lipídico, contribuem para a formação de uma barreira contra a penetração de substâncias e tornam a pele impermeável à água, impedindo a desidratação do organismo.

A *camada lúcida*, mais notável na pele espessa, é composta de células achatadas, eosinófilas e translúcidas, cujos núcleos e organelas citoplasmáticas foram digeridos por enzimas lisossômicas. Filamentos de queratina compactados envoltos por material elétron-denso são visíveis, assim como desmossomos entre as células.

A *camada córnea*, ou *estrato córneo*, varia em espessura e é constituída por corneócitos – queratinócitos mortos, anucleados, que migraram da camada granulosa. Além disso, o citoplasma dos corneócitos apresenta-se repleto de queratina. Nessa etapa da diferenciação, os queratinócitos são transformados em placas sem vida e descamam continuamente. Esse arranjo, formando pilhas justapostas verticais, ajuda a tornar a camada córnea relativamente impermeável.

No estrato córneo existe a barreira hidrolipídica, também conhecida como "manto hidrolipídico", composta de água, lipídios e aminoácidos. Essa barreira de complexa natureza desempenha um papel crucial na hidratação e na proteção da pele, sendo responsável especialmente pela regulação da perda transepidérmica de água – em inglês, *transepidermal water loss* (TEWL). Além disso, a barreira hidrolipídica mantém o pH da pele levemente ácido e colabora para o equilíbrio dos micro-organismos que estão no microbioma da pele. Dessa forma, a pele é mantida flexível, evitando que agressores externos causem infecções e irritações.

2.3 Derme

A derme é o tecido conjuntivo que sustenta a epiderme e une a pele ao tecido subcutâneo ou hipoderme. A derme é constituída por duas camadas: a papilar, superficial, e a reticular, mais profunda. A camada papilar é delgada, constituída por tecido conjuntivo frouxo que forma as papilas dérmicas.

A *junção dermoepidérmica* (JDE) é irregular e caracterizada pela presença de uma complexa rede de papilas dérmicas que se encaixam nas cristas epidérmicas, aumentando a coesão entre essas duas camadas. As papilas aumentam a área de contato da derme com a epiderme, reforçando a união entre essas duas camadas. Há fibrilas especiais de colágeno, que contribuem para prender a derme à epiderme.

A derme papilar também possui numerosos capilares sanguíneos e linfáticos, além de terminações nervosas. É nessa parte da derme que se efetuam as trocas nutritivas com as camadas profundas da epiderme.

A *camada reticular* é mais espessa, constituída por tecido conjuntivo denso. A derme contém muitas fibras do sistema elástico, responsáveis, em parte, pela elasticidade da pele. Além dos vasos sanguíneos e linfáticos, e dos nervos, também são encontrados folículos pilosos, glândulas sebáceas e glândulas sudoríparas. Sendo um tecido conectivo, a derme contém fibroblastos, substância amorfa e fibras. A substância amorfa é constituída por polissacarídeos e proteínas que interagem para formar macromoléculas de proteoglicanas higroscópicas. Os fibroblastos sintetizam colágeno e elastina, sendo estes responsáveis pela resistência mecânica da pele, conferindo a elasticidade para se deformar e resiliência para recompor sua forma sem se romper.

2.4 Tecido subcutâneo

O *tecido subcutâneo*, ou *hipoderme*, é formado por tecido conjuntivo frouxo, que une a derme aos órgãos subjacentes. Esse tecido é composto, principalmente, de adipócitos. Sobre a classificação e a nomenclatura da hipoderme, nem sempre ela é tratada como uma terceira camada da pele, sendo considerada por alguns autores como um tecido distinto e por isso chamada de "tecido subcutâneo". Apesar dessa divergência, sua função é inquestionável: além de fornecer isolamento térmico, absorção de impacto e armazenamento de energia, a hipoderme desempenha funções como órgão endócrino e suporte para a pele deslizar sobre as estruturas musculares. Os adipócitos contêm lóbulos de gordura que são separados por septos fibrosos compostos de colágeno e grandes vasos sanguíneos. Essa rede de septos mantém os lóbulos de gordura no lugar enquanto fornece suporte à estrutura.

Referências bibliográficas

JUNQUEIRA, L. C. & CARNEIRO, J. *Histologia básica – Junqueira & Carneiro*. 12. ed. Rio de Janeiro, Guanabara Koogan, 2013.

MARKS, J. G. & MILLER, J. J. "Structure and Function of the Skin". *Lookingbill and Marks' Principles of Dermatology*. 5. ed. Hershey, Elsevier, 2013.

TELSER, A. G.; YOUNG, J. K. & BALDWIN, K. M. *Elsevier's Integrated Histology.* Philadelphia, Mosby, 2007.

VESTITA, M.; TEDESCHI, P. & BONAMONTE, D. "Anatomy and Physiology of the Skin". *In*: MARUCCIA, M. & GIUDICE, G. *Textbook of Plastic and Reconstructive Surgery: Basic Principles and New Perspectives.* Bari, Springer Cham, 2022.

3
Métodos biofísicos e de imagem na área clínica para avaliação das propriedades da pele

3.1 Introdução

A introdução de métodos biofísicos na área clínica contribuiu para uma avaliação eficaz do estado da pele, diagnóstico e acompanhamento da eficácia de um cosmético. Existem parâmetros biofísicos que podem ser utilizados para a avaliação da barreira cutânea. A aplicabilidade prática dessas tecnologias para medidas de características de parâmetros cutâneos, como quantidade de água, elasticidade, pigmentação, oleosidade, surgiu com a criação de equipamentos padronizados, que possibilitaram a elaboração de métodos e a obtenção de medidas reprodutíveis e científicas.

Os métodos biofísicos e de imagem da pele são técnicas *in vivo* não invasivas baseadas no uso de equipamentos com diferentes princípios físicos e/ou físico-químicos, permitindo a elucidação do atual estado de saúde da pele do paciente.

Uma condição ou doença de pele provoca alterações nas propriedades biofísicas, estruturais e morfológicas basais da pele do paciente. Tais alterações podem ser caracterizadas por essas técnicas biofísicas e de imagem, de maneira rápida e eficiente.

Os parâmetros biofísicos mais citados na literatura científica são a mensuração do conteúdo aquoso do estrato córneo, o cálculo da perda transepidérmica de água, a identificação do padrão de pigmentação, a quantidade de sebo, a mensuração das propriedades viscoelásticas e mecânicas da pele, bem como as propriedades morfológicas e estruturais e de ecogenicidade.

Os dados fornecidos têm caráter qualitativo, semiquantitativo ou quantitativo. As vantagens dessas metodologias são facilidade e reprodutibilidade. Entretanto, é de grande importância estabelecer um ambiente-padrão no qual serão realizados os testes, a fim de obter resultados com baixo desvio-padrão.

Devido à complexidade biopsicossocial de cada paciente, muitas vezes esses testes são suscetíveis a variáveis (estresse psicológico ou térmico, dieta etc.) de difícil controle. Portanto, é necessário limitar e padronizar essas variáveis tanto quanto possível. É recomendado que as medidas sejam realizadas em uma sala isolada, a 20ºC e 40-60% de umidade relativa, com o paciente confortavelmente posicionado e deixado para aclimatar por um mínimo de 15 minutos antes do início das leituras.

Nas próximas seções serão abordados em detalhe alguns métodos fundamentais para monitorar alterações na pele de forma não invasiva e precisa.

3.2 Técnicas biofísicas para análise da pele

A utilização de técnicas biofísicas baseia-se na medição de diferentes propriedades físicas da pele, cujos valores experimentais podem ser correlacionados com determinadas propriedades biológicas. A Tabela 3.1 descreve alguns exemplos de como determinações biofísicas podem ser traduzidas em parâmetros da pele.

TABELA 3.1: CORRELAÇÃO DE PROPRIEDADES FÍSICAS COM O ESTADO DE SAÚDE DA PELE.

Propriedades físicas da pele	Propriedades biológicas da pele
Avaliação do transporte de água, constante de evaporação	Efeito barreira cutânea
Avaliação de capacitância, impedância e condutância elétrica	Conteúdo aquoso do estrato córneo
Métodos fotométricos que avaliam a transmitância da luz	Conteúdo de sebo superficial
Avaliação da reflexão da luz – análise de cor	Homogeneidade do tom da pele e hiperpigmentações
Testes tensionais, torcionais, por identificação, por impacto, ou por sucção	Viscoelasticidade da pele

Produtos cosméticos podem ser importantes para a manutenção das características hidrolipídicas da pele. Por isso, é interessante a utilização de matérias-primas que sejam capazes de reduzir a perda de água da pele e que também possam atrair moléculas de água, mantendo os níveis de hidratação adequados no estrato córneo. Além disso, os cosméticos também podem auxiliar no controle da oleosidade superficial, bem como na prevenção da degradação cutânea ocasionada pelo envelhecimento.

Os efeitos benéficos causados pelos cosméticos podem ser influenciados por muitos fatores, entre eles o tipo e a concentração de substâncias ativas utilizadas e a composição da formulação.

3.2.1 Hidratação do estrato córneo avaliada pelo conteúdo aquoso do estrato córneo

Uma das formas de medir a hidratação da pele é através da mensuração do conteúdo aquoso do estrato córneo. Os aparelhos baseiam-se nos métodos de capacitância, condutância e impedância para realizar a leitura. A capacitância é o mais indicado por não sofrer influências de sais e outras substâncias, além de ter relação com a capacidade do corpo para armazenar carga elétrica. Dessa forma, uma pele mais hidratada apresentará maiores valores de capacitância.

Um exemplo de ferramenta utilizada para realizar essa medição é o equipamento Corneometer® (Courage+Khazaka electronic GmbH, Alemanha). Ele é capaz de medir o conteúdo aquoso do estrato córneo, através da medida da capacitância da pele, que utiliza uma corrente de baixa frequência, sendo pouco afetado pela temperatura e pela umidade relativa do ambiente. Quando a sonda é colocada na superfície da pele, é formado um campo elétrico que penetra no estrato córneo, sendo que uma das placas fica com carga positiva e a outra, com carga negativa; dessa forma, é realizada a medida por meio da mudança na constante dielétrica provocada pela hidratação (Figura 3.1). O capacitor reage a alterações na quantidade de água, e, assim, o grau de hidratação da pele é determinado. A medição é muito sensível, podendo detectar até as menores variações no nível de hidratação. A profundidade de medição é muito pequena, entre 10 e 20 μm do estrato córneo, e cobre uma área de 49 mm². Sendo assim, o método não sofre interferência de camadas mais profundas da pele, como, por exemplo, a influência dos vasos sanguíneos.

As leituras do capacitor variam de 0, que significa sem umidade/sem água, até o valor de 120, que significa alto valor de unidade/água. Estima-se que 1 UA corresponde a 0,2-0,9 mg de água por grama do estrato córneo. Geralmente são feitas cinco leituras para cada região utilizada como teste e para cada variável do estudo. É interessante que todas as leituras de um estudo sejam realizadas pelo mesmo operador.

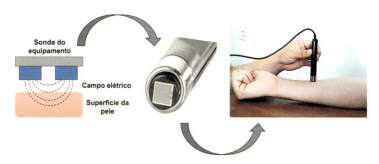

Figura 3.1: Representação do princípio de medida e da prática de mensuração do parâmetro conteúdo aquoso do estrato córneo.

Para interpretar os resultados obtidos, podemos usar como guia os valores de referência da literatura científica descritos na Tabela 3.2. Entretanto, é indicado que cada profissional construa sua própria curva de referência.

Tabela 3.2: Interpretação do parâmetro de hidratação da pele pelo método de capacitância através do equipamento Corneometer® (Courage+Khazaka electronic GmbH, Alemanha).

Interpretação da condição de pele	Valor da medida em unidades arbitrárias (UA)
Pele muito seca	< 30
Pele seca	30 - 40
Pele hidratada	> 40

3.2.2 Função de barreira cutânea avaliada pela perda transepidermal de água da pele

Quando falamos em cosméticos, é muito importante pensar a pele como uma barreira do corpo humano. Uma das principais propriedades da pele é a proteção ao ambiente externo, com o estrato córneo desempenhando um importante papel na manutenção de sua integridade. Mensurando a função barreira, podemos inferir a respeito da integridade e da qualidade da estrutura cutânea. Existem equipamentos que conseguem definir essa função com base na perda transepidérmica de água. O funcionamento desses instrumentos segue o princípio de difusão descrito por Adolf Fick em 1885, baseado na proporcionalidade da massa de vapor (por unidade de área e de tempo), pela área e pela variação da concentração, em função da distância.

A pele, em condições normais – com barreira íntegra –, possui um valor basal de perda transepidérmica de água, sendo uma questão fisiológica. Quando surge alguma condição de pele que danifica essa barreira, como, por exemplo, o envelhecimento cutâneo, ocorre um aumento prejudicial desse valor.

O equipamento Tewameter® (Courage+Khazaka electronic GmbH, Alemanha) é capaz de medir a perda transepidérmica de água (em inglês, *transepidermal water loss* – TEWL) através da medição da pressão de vapor exercida na sonda. A quantidade de água perdida pela pele por evaporação é utilizada para avaliar a integridade da barreira da pele humana. O Tewameter® possui uma sonda com dois sensores, um de temperatura e outro de umidade, permitindo a obtenção do valor da perda de água em $g.m^2.h^{-1}$. A taxa de evaporação é medida pela diferença de pressão de vapor entre as extremidades da sonda e reflete a integridade da barreira cutânea, de forma que, quanto maior o valor medido, pior a integridade da barreira, sendo desejável, assim, uma diminuição desse parâmetro ao longo do uso de um produto cosmético (Figura 3.2).

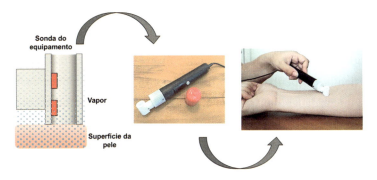

Figura 3.2: Representação do princípio de medida e da prática de mensuração do parâmetro de perda transepidérmica de água da pele.

3.2.3 Conteúdo de sebo superficial da pele

Outra questão importante quando nos referimos à função barreira da pele é a quantificação total do sebo superficial, ou seja, a avaliação de sua oleosidade. A glândula sebácea da nossa pele é responsável pela produção de sebo cutâneo. A atividade dessa glândula pode ser dividida em quatro etapas: produção, armazenamento, externalização e permeação do conteúdo lipídico no estrato córneo. Para avaliar o conteúdo lipídico, utilizam-se métodos fotométricos, baseados em células fotométricas que medem a transmitância da luz. A partir desses métodos, são gerados dados quantitativos que podem estar relacionados com a taxa de secreção do infundíbulo, do sebo superficial, entre outros.

O Sebumeter® (Courage+Khazaka electronic GmbH, Alemanha) é um desses equipamentos de medida da quantidade de sebo da pele. Ele é baseado no princípio de que, quando o sebo é depositado em um filme plástico translúcido, por exemplo, este se torna mais transparente quanto maior a quantidade de sebo depositada na superfície aferida. A quantidade de luz que atravessa o filme é medida utilizando-se um receptor fotoelétrico. As medidas podem ser feitas diretamente sobre a secreção sebácea da pele, bem como dos cabelos e do couro cabeludo. Esse método não é sensível à hidratação dessas regiões. O estojo de medição contém uma fita sintética translúcida (película ou filme) com 0,1 mm de espessura. A área de contato da fita com a superfície a ser medida possui 64 mm². Para determinação da oleosidade, a extremidade com a fita de medição é inserida em uma abertura do dispositivo onde fotocélulas medem a transparência da fita sintética (Figura 3.3). Um microprocessador calcula o resultado que é mostrado pelo programa numa faixa que varia de 0 a 350 µg.cm⁻².

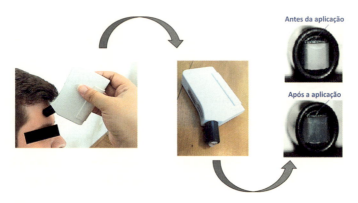

Figura 3.3: Representação do princípio de medida e da prática de mensuração do parâmetro conteúdo de sebo superficial da pele.

3.2.4 Avaliação de homogeneidade do tom da pele

Medidas da coloração da pele podem ser realizadas com o objetivo de avaliar a hiperpigmentação, bem como a homogeneidade do tom da pele. Existem diversos equipamentos e metodologias disponíveis para realizar esse tipo de análise. Uma técnica bastante tradicional é posta em prática por meio do equipamento Chromameter® CR 400 (Konica Minolta, Japão). Ele possui uma lâmpada de arco de xenônio que emite uma luz pulsada na pele, a qual é refletida e coletada por uma célula fotossensível. A medida é, então, indicada por uma escala numérica representada por L* (luminância: variação do branco, 100, ao preto, 0), a* (variação do vermelho, +60, ao verde, -60) e b* (variação do amarelo, +60, ao azul, -60). Assim, estabelece-se um sistema tridimensional constituído por três coordenadas capazes de descrever a cor. A análise da variação desses três parâmetros indica uma alteração da cor da pele. O ITA° (ângulo tipológico individual) é um parâmetro utilizado para determinar a pigmentação geral ou a cor da pele. Quanto mais clara a pele, maior o valor do ITA°.

3.2.5 Propriedades biomecânicas (viscoelásticas) da pele

A viscoelasticidade da pele pode ser medida de várias maneiras; entre elas podemos mencionar os testes tensionais, torcionais, por identificação, por impacto, ou por elevação/sucção. O equipamento Cutometer® (Courage+Khazaka electronic GmbH, Alemanha) é bastante utilizado para esse fim e atua por sucção. Por meio da pressão negativa exercida pelo equipamento, a pele é succionada para a abertura na sonda, sendo deformada mecanicamente. No interior da sonda, a medida de penetração da pele é determinada por medição óptica por um sistema que consiste em uma fonte de luz e um receptor, projetando a luz do transmissor ao receptor. A intensidade da luz captada varia de acordo com a penetração da pele na sonda.

Durante a análise, a resistência da pele a ser puxada por pressão negativa (firmeza) e sua capacidade de voltar à posição original (elasticidade) são exibidas através de curvas em tempo real, em profundidade de penetração, em milímetros, por unidade de tempo, em segundos (Figura 3.4). Com base nessas curvas, é possível calcular uma grande variedade de parâmetros relacionados às propriedades elásticas e viscoelásticas da superfície e do envelhecimento da pele. Segundo o fabricante, a curva resultante da análise pode estar relacionada às diferentes forças da elastina e do colágeno na pele. A elastina é responsável pela flexibilidade da pele, enquanto o colágeno é responsável pela manutenção da forma. Em razão do colágeno, quando são realizadas análises em pele jovem, esta retorna muito mais rápido à sua posição original do que quando as análises são feitas em pele mais envelhecida.

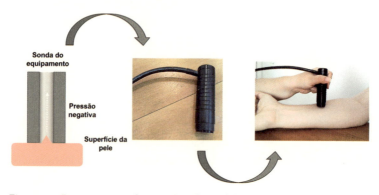

Figura 3.4: Representação do princípio de medida e da prática de mensuração das propriedades biomecânicas (viscoelásticas) da pele.

O *software* do Cutometer® permite quatro modos operacionais, que se diferem pela forma de aplicação da pressão negativa exercida. A sucção exercida pela sonda pode variar entre 20 e 500 mbar, e o tempo de aspiração, entre 0,1 e 60 segundos. As sondas do Cutometer® têm aberturas que variam entre 2 e 8 mm de diâmetro. Segundo o fabricante, a escolha do diâmetro de abertura da sonda depende da região e da espessura da pele a ser analisada. Para análise de pele da região do antebraço, por exemplo, utiliza-se a sonda de abertura de 2 mm de diâmetro. Quanto mais espessa a pele, é recomendado que se utilize maior diâmetro de abertura do sensor. Para a região das coxas, é recomendada a utilização de sonda de abertura de 4 a 6 mm de diâmetro, e, para as medidas nas palmas das mãos ou dos pés, de 8 mm.

3.3 Dispositivos de análise de imagem para avaliação cutânea

Nos últimos anos, tem sido crescente a demanda de tecnologias de ponta para o setor da saúde. As imagens de pele nos fornecem uma riqueza de características cutâneas que podem ser utilizadas como apoio na semiologia do profissional farmacêutico.

Embora a análise histológica – biópsia – seja rotineiramente usada para diagnosticar doenças de pele, essa análise não é comumente realizada para estudos de cosméticos. Por razões éticas, o ideal é que a avaliação do envelhecimento cutâneo seja feita através de métodos não invasivos.

Dessa forma, é bastante pertinente o uso de métodos não invasivos que apresentem capacidade resolutiva/nitidez equiparável ou superior aos ensaios histológicos para avaliar as estruturas da pele. No mundo cosmético, as metodologias mais estudadas e aplicadas para esse tipo de análise são a microscopia confocal, a tomografia óptica de coerência (TOC/OCT) e o ultrassom de alta frequência (Usaf).

3.3.1 Microscopia confocal de reflectância *in vivo*

A microscopia confocal de reflectância a *laser in vivo* (RCM) é uma técnica inovadora não invasiva para análise de imagem da pele em tempo real. Ela tem um importante papel na dermatologia e também pode ser utilizada na área cosmética. Trata-se de uma ferramenta segura e dinâmica para detectar aspectos morfológicos e funcionais em uma variedade de doenças de pele em nível quase histológico.

Por meio dessa técnica, pode-se avaliar a espessura das camadas mais superficiais da pele, como padrão de pigmentação, qualidade das estruturas, hidratação em profundidade, microrrelevo, entre outros.

O microscópio confocal foi inventado por Marvin Minsky em 1957. Entretanto, foi necessário o desenvolvimento de uma fonte de luz adequada e de tecnologia computadorizada para que fosse possível a sua utilização na pele humana *in vivo*. O primeiro relato do uso do microscópio confocal modo reflectante *in vivo*, na pele humana, é de 1995. Por meio desse método, a pele é opticamente seccionada em imagens e visualizada com resolução e contraste suficientes para permitir o exame *in vivo* de lesões cutâneas em nível celular, com imagens próximas da histologia de cortes transversais (Figura 3.5).

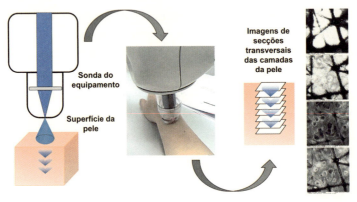

Figura 3.5: Representação da obtenção de imagens de pele usando o microscópio confocal modo reflectante *in vivo*.

Imagens confocais têm sido avaliadas como, qualitativamente e quantitativamente, correspondentes a cortes histológicos horizontais, sem apresentar qualquer tipo de dano tecidual. Caracterizações celulares podem ser exploradas através da RCM, sobretudo com referências sobre o tamanho celular e a densidade de coloração, como, por exemplo, espessura do estrato córneo; espessura epidérmica média, mínima e máxima viável; pigmentação epidérmica da camada espinhosa; e profundidade da papila dérmica. Contudo, uma das limitações da microscopia confocal, modo reflectante atual, é a possibilidade de analisarmos as estruturas microanatômicas somente até a profundidade de 350 µm, o que significa, geralmente, o alcance apenas até a derme papilar.

A formação das imagens baseia-se nas diferenças na reflexão da luz proporcionadas pelos diversos componentes da pele, como consequência de distintos tamanhos de estrutura e índices de refração. São considerados contrastes naturais a melanina, a queratina e o colágeno, pois refletem mais a luz incidente e aparecem como estruturas brilhantes ao exame.

As imagens são formadas pelo microscópio confocal através de diferentes tons de brilho. O mecanismo de contraste, de brilho, na microscopia confocal é causado por diferenças na refração da luz. Na escala de cinza da microscopia confocal, as estruturas surgidas com maior brilho possuem um alto índice de refração, comparadas com as estruturas ao seu redor. Componentes da pele com alto índice de refração são a melanina (n=1,72), a queratina (n=1,51) e o colágeno (n=1,43). Eles aparecem brilhantes, circundados pela epiderme (n=1,34) e pela derme (n=1,41). Para cada plano, são adquiridas imagens adjacentes de 500 x 500 µm, formando mosaicos de até 8 x 8 mm, representativos de toda a extensão da área a ser estudada.

3.3.2 Ultrassom de alta frequência (Usaf)

A imagem ultrassônica é uma das ferramentas de diagnóstico mais importantes da medicina clínica. A técnica de imagem de ultrassom de alta frequência (Usaf) é uma forma não invasiva, segura e indolor de radiação não ionizante que usa ondas sonoras de alta frequência para produzir imagens da pele em tempo real (Figura 3.6). Trata-se de uma técnica que recentemente começou a ser utilizada na ciência da pele e que possui grande potencial de contribuição para o avanço da ciência dermatológica e cosmética. O método fornece parâmetros como medida da espessura e densidade acústica de diferentes camadas da pele, podendo, portanto, ser utilizado para caracterização histológica e como instrumento complementar e preciso na avaliação de dermatoses.

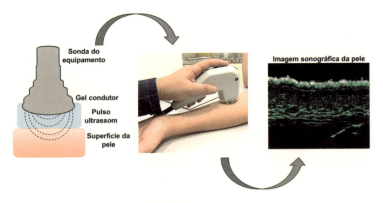

Figura 3.6: Representação da obtenção da imagem de pele usando ultrassom de alta frequência (Usaf).

A técnica de Usaf bidimensional *in vivo* passou a ser usada em dermatologia nos anos 1980. Desde então, tem sido cada vez mais utilizada na avaliação clínica dermatológica, sendo bem discutida e descrita ao longo dos anos, reforçando sua importância para a visualização geral da pele, de camadas, de acessórios e de lesões cutâneas. O ultrassom de 15 MHz é a frequência mínima recomendada para aplicações dermatológicas. De acordo com o equipamento de ultrassom de alta frequência, o ultrassom de 20 MHz é adequado à caracterização da derme e do tecido subcutâneo; contudo, em muitas partes do corpo a epiderme é muito fina (exceto nas palmas e solas dos pés) e não pode ser visualizada com precisão. As frequências mais altas permitem uma visualização mais detalhada da epiderme, assim como o ultrassom com frequências de 75-100 MHz, garantindo clareza e resolução de imagem superiores e, portanto, melhor qualidade de estruturas mais superficiais.

Na área médica, os parâmetros de ultrassom podem frequentemente ser correlacionados com achados histológicos em amostras de tecido para doenças dermatológicas. Isso porque os processos patológicos localizados na epiderme, na derme e no tecido subcutâneo podem alterar a ecogenicidade dessas camadas.

Os sistemas de Usaf são adequados para acompanhar doenças da pele, como, por exemplo, dermatites, reações de hipersensibilidade, esclerodermia localizada, esclerose sistêmica, psoríase, neoplasias, celulite, entre outras.

Algumas manifestações clínicas cutâneas provocadas pelo envelhecimento da pele podem ser estudadas e caracterizadas pela técnica de imagem de Usaf. Com o avanço da idade, os sinais de envelhecimento da pele são facilmente perceptíveis, entre eles mudanças da ecotextura e diminuição da ecogenicidade da derme, principalmente da derme superior, devido à relação desse parâmetro com a organização, o tipo e a quantidade das fibras de colágeno. Podemos também observar uma diminuição da uniformidade da superfície epidermal, ou seja, um aumento da rugosidade da epiderme e da espessura irregular da epiderme. Na epiderme também notamos a diminuição da ecogenicidade, provavelmente causada pela queratose e pela atrofia epidermal.

3.3.3 Tomografia de coerência óptica (TCO/OCT)

Outra maneira de conseguirmos avaliar a pele é utilizando a tomografia de coerência óptica (TCO/OCT). Trata-se de uma técnica interferométrica não invasiva capaz de resolver a arquitetura da pele, *in vivo* e em tempo real, em escala micrométrica e em uma profundidade de até 1-2 mm, baseada exclusivamente em retroespalhamento óptico local. Os princípios da TCO são frequentemente comparados aos do ultrassom, e a tecnologia tem sido usada para distinguir características estruturais e biomecânicas da pele humana saudável e não saudável.

A aplicação da TCO para obtenção de dados de imagens provenientes de tecidos biológicos aconteceu pioneiramente em 1951. Inicialmente, foi empregada na área oftalmológica, extrapolando após 1997 para outras áreas como a dermatologia e a ciência cosmética.

Seu princípio fundamenta-se no tempo de atraso da luz refletida sobre diferentes estruturas teciduais. Esse fenômeno compreende a interferometria de baixa coerência. O termo "baixa coerência" refere-se ao fato de que o feixe de luz provém de fótons emitidos em fase contínua, em um intervalo curto de tempo. O princípio de funcionamento da TCO se baseia na propriedade de refletividade dos tecidos/estruturas ou materiais que apresentam diferentes perfis de reflexão de luz. A pele humana é caracterizada por ser um meio não transparente, com estruturas capazes de promover a absorção ou a reflexão energética incidente. A capacidade absortiva é dependente da concentração de melanina e hemoglobina capazes de promover o espalhamento de radiação incidente. Devido à múltipla reflexão conduzida pelas camadas mais profundas da pele, técnicas baseadas nesse princípio quântico se limitam a analisar camadas mais superficiais da pele.

A perspectiva de imagem é formada através dos dados da reflexão sofrida pela luz incidente sobre os diferentes tipos de estruturas constituintes do tecido biológico. A luz refletida é, então, detectada por um conversor digital, que transforma o sinal na forma de uma escala de cinza, formando uma imagem do tecido biológico (Figura 3.7). Os dados capturados fornecem uma representação bidimensional de um objeto tridimensional.

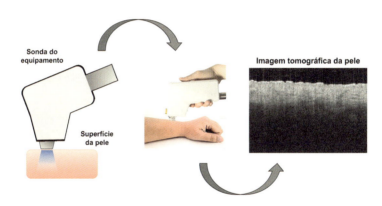

Figura 3.7: Representação da obtenção da imagem de pele usando o método de tomografia de coerência óptica (TCO/OCT).

Referências bibliográficas

BECHARA, F. G. *et al.* "Histomorphologic correlation with routine histology and optical coherence tomography". *Skin Research and Technology*, vol. 10, n. 3, 2004, pp. 169-173.

BERARDESCA, E. "EEMCO guidance for the assessment of stratum corneum hydration: electrical methods". *Skin Research and Technology*, vol. 3, n. 2, 1997, pp. 126-132.

BERARDESCA, E. et al. "The revised EEMCO guidance for the in vivo measurement of water in the skin". *Skin Research and Technology*, vol. 24, n. 3, 2018, pp. 351-358.

GONZÁLEZ, S. & GILABERTE-CALZADA, Y. "*In vivo* reflectance-mode confocal microscopy in clinical dermatology and cosmetology". *International Journal of Cosmetic Science*, vol. 30, n. 1, 2008, pp. 1-17.

HEINRICH, U. et al. "Multicentre comparison of skin hydration in terms of physical-, physiological- and product-dependent parameters by the capacitive method (Corneometer CM 825)". *International Journal of Cosmetic Science*, vol. 25, n. 1-2, 2003.

LONGO, C. et al. "Skin aging: *In vivo* microscopic assessment of epidermal and dermal changes by means of confocal microscopy". *Journal of the American Academy of Dermatology*, vol. 68, n. 3, 2013, pp. e73-e82.

MONTEIRO RODRIGUES, L. & FLUHR, J. W. "EEMCO Guidance for the *in vivo* assessment of biomechanical properties of the human skin and its annexes: revisiting instrumentation and test modes". *Skin Pharmacology and Physiology*, vol. 33, n. 1, 2020, pp. 44-60.

PIÉRARD, G. E. "EEMCO guidance for the assessment of skin colour". *Journal of the European Academy of Dermatology and Venereology*, vol. 10, n. 1, 1998, pp. 1-11.

PIÉRARD, G. E. et al. "EEMCO Guidance for the *in vivo* assessment of skin greasiness". *Skin Pharmacology and Physiology*, vol. 13, n. 6, 2000, pp. 372-389.

ROGIERS, V. "EEMCO Guidance for the assessment of transepidermal water loss in cosmetic sciences". *Skin Pharmacology and Physiology*, vol. 14, n. 2, 2001, pp. 117-128.

VERGILIO, M. M.; VASQUES, L. I. & LEONARDI, G. R. "Characterization of skin aging through high-frequency ultrasound imaging as a technique for evaluating the effectiveness of anti-aging products and procedures: A review". *Skin Research and Technology*, vol. 27, n. 5, 2021, pp. 966-973.

VERGILIO, M. M. et al. "Characterization of women's young and mature skin by the 50 MHz high-frequency ultrasound technique". *Journal of Cosmetic Dermatology*, vol. 20, n. 11, 2021a, pp. 3.695-3.697.

____. "High-frequency ultrasound as a scientific tool for skin imaging analysis". *Experimental Dermatology*, vol. 30, n. 7, 2021b, pp. 897-910.

VERGILIO, M. M. & LEONARDI, G. R. "Topical formulation with niacinamide combined with 5 MHz ultrasound for improving skin ageing: A double-blind, randomised, placebo-controlled clinical study". *Current Medicinal Chemistry*, 2024.

4
Orientação farmacêutica para produtos cosméticos hidratantes da pele

4.1 Introdução

A hidratação da pele, fator fundamental para uma pele saudável e, portanto, para a manutenção da homeostase cutânea, pode ser definida como um processo fisiológico que garante o teor de água adequado nas camadas cutâneas. Ela ajuda a prevenir problemas, como ressecamento, descamação, irritação, coceira, sensibilidade, envelhecimento precoce, além de proteger contra agentes externos, como poluição, variações no clima e infecções.

Por diversas razões, a capacidade de retenção de água da pele pode vir a diminuir. E como podemos ajudar nossa pele a reter água em um nível adequado para manter a saúde cutânea? Devemos prestar atenção no que ingerimos (ou seja, a ingestão de água é muitíssimo importante) e também ter alguns cuidados que ajudarão na manutenção da saúde da pele, como uso de cosméticos hidratantes e utilização de produtos de limpeza mais suaves (com menor poder de limpeza).

A inclusão de cosméticos hidratantes na rotina de cuidados com a pele pode ajudar a reduzir e prevenir os danos causados por alguma condição patológica ou até mesmo o ressecamento decorrente do envelhecimento. Os cosméticos hidratantes destacam-se no cuidado do pé diabético, bem como na prevenção de lesões cutâneas em pacientes acamados. Além disso, também podem ser coadjuvantes no tratamento de diversas dermatoses.

Ademais, esses ativos possuem o poder de tornar a pele mais macia, melhorar sua aparência e possibilitar-lhe a entrega de ativos.

Logo, pode-se verificar a importância do farmacêutico na orientação de cuidados com a pele e na indicação de formulações cosméticas adequadas.

4.2 Efeito barreira e hidratação da pele

A camada mais externa da epiderme, chamada "estrato córneo", é extremamente importante para a manutenção da hidratação cutânea. Como representado na Figura 4.1, o estrato córneo é composto por células achatadas e anucleadas, chamadas de "corneócitos". Presentes também na epiderme viável, esses corneócitos estão embebidos em uma matriz extracelular lipídica, organizada em bicamadas lamelares intercelulares. Essa matriz lipídica – constituída predominantemente de ceramidas, ácidos graxos livres e colesterol – retém água entre essas estruturas lamelares. Dessa forma, a complexa organização dessas estruturas previne a evaporação de água descontrolada nas camadas da pele.

O efeito barreira também depende de moléculas higroscópicas normalmente encontradas na pele. Essas substâncias celulares entram na composição dos NMF (*natural moisturizing factor*) ou fator natural de hidratação (FNH). Entre essas substâncias, encontram-se principalmente: aminoácidos, ácido 2-pirrolidona-5-carboxílico (PCA) ou urocânico (absorvente de raios UV), lactato e ureia. Como são moléculas higroscópicas, ligam-se à água, prevenindo sua evaporação e garantindo a hidratação natural da pele.

COSMETOLOGIA CLÍNICA E CUIDADO FARMACÊUTICO PARA A SAÚDE DA PELE | 57

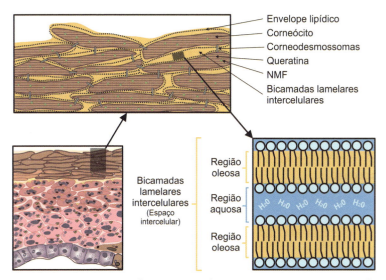

Figura 4.1: Representação das estruturas do estrato córneo responsáveis pela manutenção da hidratação cutânea.

O efeito barreira e a hidratação da pele também são influenciados por outros fatores epidérmicos, como transporte de água das camadas inferiores, velocidade de evaporação e queratinização, bem como a quantidade e a composição da emulsão natural da pele. Além disso, descobertas como a proteína aquaporina-3, transportadora de água e glicerol na epiderme viável, trouxeram mais conhecimentos sobre os mecanismos de distribuição da água e a função barreira da pele.

4.3 Ressecamento cutâneo e perda transepidérmica de água

A pele seca, ou xerose, é uma condição altamente presente, principalmente na população idosa. Essa doença pode ser causada por fatores ambientais, como mudanças sazonais, clima, banhos excessivos e o uso de produtos de limpeza de pele agressivos, mas também por fatores endógenos, incluindo deficiências no NMF. Apesar da variação de causas, sintomas e gravidade da xerose, os hidratantes costumam ser indicados para proporcionar melhora da textura da pele.

O parâmetro de perda transepidérmica de água (TEWL) pode ser um indicador importante de pele seca, uma vez que o desequilíbrio na função barreira ocasiona alterações do TEWL. Um valor de TEWL baixo é característica de uma pele saudável, com função barreira íntegra, ao passo que um alto valor indica disfunção cutânea.

Na Figura 4.2, podemos observar o processo de perda transepidérmica de água e a importância da barreira hidrolipídica da epiderme. Vale ressaltar novamente que uma pele saudável possui um valor basal de TEWL, consequência das atividades fisiológicas do tecido. Porém, quando surge alguma condição de pele que danifica essa barreira, ocorre um aumento prejudicial desse valor.

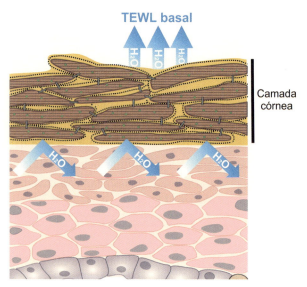

Figura 4.2: Esquema de perda transepidérmica de água em uma pele saudável. A barreira hidrolipídica da camada córnea impede a desidratação das camadas mais profundas da pele.

Condições de pele, como xerose, eczema, dermatite de contato etc., resultam em mudanças intrínsecas que ocorrem na pele, aumentando o valor de TEWL. Além disso, estudos relatam que anormalidades da barreira cutânea podem ser a causa de doenças de pele, como, por exemplo, dermatite atópica. Indivíduos com dermatite atópica possuem TEWL superior quando comparados com indivíduos saudáveis. Ademais, estudos indicam que o surgimento de prurido está correlacionado à piora progressiva da TEWL. Indivíduos diabéticos também podem estar mais vulneráveis a alterações da barreira cutânea. A xerose é uma das manifestações cutâneas comumente observadas em pacientes diabéticos. A xerose diabética resulta da deterioração da barreira cutânea devido à redução da proliferação e da diferenciação epidérmica associada à diminuição da atividade das glândulas sebáceas, estando, também, relacionada a má circulação sanguínea, níveis elevados de açúcar sérico, neuropatia e problemas renais.

O manejo das condições cutâneas relacionadas ao diabetes *mellitus*, além de melhorar a qualidade de vida do paciente, pode evitar complicações graves, como o desenvolvimento de infecções e lesões crônicas no pé diabético. O prurido geralmente vem associado à xerose, principalmente nos pés dos pacientes diabéticos, ocasionando desconforto associado a descamação de leve a severa, rachaduras, fissuras e eritema. Nesse contexto, gerenciar os níveis de açúcar no sangue, manter-se hidratado e usar hidratantes são medidas que podem ajudar pacientes diabéticos a ter uma melhor qualidade de vida.

Como a pele seca também está associada ao envelhecimento, é imprescindível a orientação cosmética para a população idosa. A pele seca em idosos decorre de diversos fatores, como redução da renovação celular, diminuição da função da barreira cutânea, diminuição da atividade das glândulas sebáceas e sudoríparas, alterações estruturais, bem como doenças, uso de medicamentos e demais fatores extrínsecos. Dessa forma, a utilização de cosméticos adequados pode auxiliar na reparação da barreira cutânea, na retenção e no aumento do teor hídrico da pele, podendo potencializar a capacidade da barreira lipídica para atrair, reter e distribuir a água pelo estrato córneo e pela epiderme viável, mantendo, assim, a integridade da pele.

4.4 Mecanismo de ação dos cosméticos hidratantes

Os ingredientes hidratantes incorporados em uma formulação cosmética podem atuar de diversas maneiras; entretanto, os mecanismos de ação mais conhecidos são os de oclusão e umectância. Esses dois mecanismos de ação estão ilustrados na Figura 4.3. As substâncias oclusivas, como hidrocarbonetos ou gorduras vegetais e animais, objetivam a formação de uma barreira impermeável na pele, evitando a perda de água transepidermal. Já os ingredientes umectantes agem como esponjas na pele a partir de seus diversos grupos hidroxilas que possuem propriedades higroscópicas, atraindo e segurando moléculas de água do ambiente.

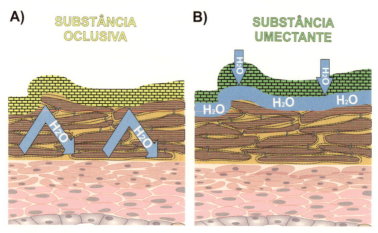

Figura 4.3: Representação de diferentes vias de hidratação cutânea realizada por ativos cosméticos: mecanismo de oclusão (A) e mecanismo de umectância (B).

4.5 A importância do veículo em cosméticos hidratantes

A preparação de um veículo adequado é muito importante no desenvolvimento de uma formulação cosmética, na medida em que pode influenciar na penetração da substância ativa na pele, bem como em sua estabilidade, e ainda favorecer a obtenção de um produto com bom sensorial, o que contribui muito para a aceitação e, portanto, para o uso correto do produto pelo paciente.

Embora seja, na maioria das vezes, usado para carrear substâncias ativas, o veículo pode ainda ocasionar alguns efeitos benéficos, pois tende a proporcionar hidratação do estrato córneo.

Os emolientes são ingredientes usados em formulações cosméticas para melhorar a barreira cutânea devido ao seu poder oclusivo. Quando incorporados em formulações, tendem a proporcionar redução significativa do valor de TEWL. Estudos científicos indicam que a presença de alguns emolientes proporciona redução significativa do valor de TEWL já após 15 minutos de aplicação da formulação tópica. Como exemplos de emolientes que vêm sendo empregados em formulações cosméticas, podem-se citar: óleo mineral, vaselina sólida ou parafina, triglicerídeo de ácido cáprico e caprílico, carbonato de dicaprilil, dodecano, palmitato de isopropila, óleo de canola, óleo de amêndoas etc.

Os umectantes são incorporados às emulsões cosméticas, particularmente às emulsões óleo em água (O/A), com o objetivo de reduzir o ressecamento superficial pelo contato com o ar. Como já citado, as propriedades higroscópicas da película de umectante que permanece sobre a pele após a aplicação do produto podem favorecer a hidratação cutânea, sendo, dessa forma, um fator importante a influenciar a textura e o estado geral da pele. Como exemplos de umectantes que vêm sendo empregados em formulações cosméticas, podem-se citar: propilenoglicol, sorbitol, etilenoglicol, glicerina, entre outros.

Entre os umectantes, a glicerina é um ingrediente clássico de formulações cosméticas hidratantes. É considerado muito efetivo, pois atua a partir da atração da água de camadas mais profundas da derme e da epiderme, preenchendo espaços no estrato córneo, tornando a pele mais macia e possibilitando atingir valores altos de hidratação.

4.6 Principais ativos cosméticos hidratantes

Existe uma infinidade de matérias-primas que podem ser usadas nas formulações cosméticas. Nos rótulos de produtos cosméticos, podemos identificar que algumas formulações apresentam muitos ingredientes, os quais permitem uma formulação com bom sensorial, estabilidade e eficácia. Muitas vezes, a base, por si só, apresenta efeito hidratante devido à sua composição química. Mas ainda existe a possibilidade de acrescentarmos ingredientes com capacidade hidratante, que podem potencializar o efeito da base. A seguir, iremos exemplificar alguns desses ativos hidratantes que vêm sendo utilizados em cosméticos hidratantes.

4.6.1 Ácido hialurônico

Na pele, o ácido hialurônico (AH) é o componente da derme responsável pela firmeza, pelo turgor e pela hidratação, o que ocorre pelo fato de essa molécula possuir a propriedade de atrair as moléculas de água para essa camada; o ácido hialurônico também pode combater as espécies reativas de oxigênio, causadoras do fotoenvelhecimento na pele. No entanto, durante o processo de envelhecimento, a quantidade de AH presente na pele diminui. Seu uso tópico é comprovadamente benéfico em processos como reparação de pele, cicatrização de feridas, regeneração tecidual, anti-inflamatório e imunomodulação. Dado seu notável potencial biomédico e de regeneração tecidual, o AH tem sido amplamente empregado na cosmetologia clínica, o que ocorre em várias formas, como preenchimento dérmico, intradérmico, cosméticos, filmes, espumas e géis para diferentes tipos de doenças. Quase todos os produtos com propriedades de hidratação, proteção da pele e antienvelhecimento contêm AH.

4.6.2 Ureia

A ureia é uma molécula polar e higroscópica produzida endogenamente pelo corpo humano, sendo encontrada naturalmente na pele. Derivada do metabolismo de proteínas e compostos orgânicos nitrogenados, a ureia é excretada na urina e no suor. Ela desempenha um papel crucial na preservação da hidratação e da integridade da pele, sendo um componente do fator natural de hidratação (NMF). Essa substância continua a ser uma das mais úteis disponíveis, contribuindo significativamente para a manutenção da saúde da pele.

O mecanismo de ação da ureia na pele envolve sua capacidade de aumentar a quantidade de água absorvida pelos corneócitos, devido à sua alta capacidade de retenção de água. Além disso, em concentrações mais altas, a ureia exerce uma ação queratolítica, facilitando a penetração de medicamentos através da pele. Esse efeito é particularmente útil em terapias combinadas com corticosteroides tópicos, ácido salicílico ou antifúngicos, melhorando a entrega e os resultados dos tratamentos. Embora o mecanismo exato pelo qual a ureia aumenta a permeabilidade da pele não seja completamente compreendido, acredita-se que ele esteja relacionado à capacidade da ureia de alterar a estrutura da queratina, promovendo a quebra das ligações de hidrogênio. As aplicações tópicas da ureia variam de acordo com a concentração usada. É considerado formulação cosmética o produto que possui concentração em até 10% de ureia. Nesse caso, a ureia atua, principalmente, como um hidratante, sendo empregada como coadjuvante no tratamento de xerose, dermatite atópica e ictiose vulgar. Em concentrações superiores a 10%, a ureia exerce uma ação queratolítica e emoliente, sendo indicada como medicamento e, portanto, empregada no tratamento de psoríase e onicomicose. Essas diversas aplicações tornam a ureia um componente versátil e valioso em formulações para a pele. Entretanto, para o uso durante a gravidez, deve ser consultado um médico.

4.6.3 PCA sódico

O PCA sódico é a forma sintética do ácido 2-pirrolidona-5--carboxílico (PCA), que também é componente do NMF. Esse sal é amplamente utilizado em formulações cosméticas hidratantes. Estudos científicos demonstraram que tal ingrediente é melhor hidratante que o glicerol. O PCA sódico funciona como umectante quando usado em concentrações acima de 2%.

4.6.4 Pantenol

O pantenol é uma provitamina que, ao ser aplicada topicamente, se converte em ácido pantotênico, uma vitamina do complexo B naturalmente presente na pele e no cabelo. A aplicação tópica do pantenol acelera a regeneração celular, promovendo a formação de um epitélio altamente organizado na epiderme. Logo, a aplicação tópica do pantenol pode ajudar na cicatrização de lesões superficiais, como queimaduras, fissuras, escaras e feridas cirúrgicas, bem como em dermatoses ulcerativas e alérgicas, proporcionando bons resultados estéticos. Além disso, o pantenol aumenta a resistência a inflamações, reduz eritemas e alivia coceiras, possivelmente em decorrência de sua ação anti-histamínica.

Referências bibliográficas

BRAIT, I. M. G. *et al.* "Effect of cosmetic films with ascorbic acid and hyaluronic acid on transepidermal water loss". *Journal Biomedical and Biopharmaceutical Research*, vol. 18, n. 2, 2021, pp. 252-262.

DI NARDO, P.; WERTZ, A. & GIANNETTI, S. S. A. "Ceramide and cholesterol composition of the skin of patients with atopic dermatitis". *Acta Dermato--Venereologica*, vol. 78, n. 1, 1998, pp. 27-30.

DRAELOS, Z. D. "Modern moisturizer myths, misconceptions, and truths". *Cutis*, vol. 91, n. 6, 2013, pp. 308-314.

____. "The science behind skin care: Moisturizers". *Journal of Cosmetic Dermatology*, vol. 17, n. 2, 2018, pp. 138-144.

LEONARDI, G. R. & SPERS, V. R. E. *Cosmetologia e empreendedorismo: perspectivas de aproximação entre a administração, a cosmetologia e a criação de novos negócios*. São Paulo, Pharmabooks, 2015.

NOLAN, K. & MARMUR, E. "Moisturizers: Reality and the skin benefits". *Dermatologic Therapy*, vol. 25, n. 3, 2012, pp. 229-233.

PINTO, J. R.; SILVA, S. A. M. & LEONARDI, G. R. "Effects of 1,3-propanediol associated, or not, with butylene glycol and/or glycerol on skin hydration and skin barrier function". *International Journal of Cosmetic Science*, vol. 46, n. 1, 2024, pp. 85-95.

SEIDENARI, S. & GIUSTI, G. "Objective assessment of the skin of children affected by atopic dermatitis: a study of pH, capacitance and TEWL in eczematous and clinically uninvolved skin". *Acta Dermato-Venereologica*, vol. 75, n. 6, 1995, pp. 429-433.

# 5
Importância da orientação farmacêutica para prevenção do envelhecimento cutâneo precoce

5.1 Introdução

O envelhecimento é um processo multifatorial e muito complexo, definido como o acúmulo de diversas alterações deletérias, responsáveis pelo aumento do risco de doenças, que ocorrem nas células e nos tecidos com o avanço da idade. Trata-se de um desenvolvimento gradual de enfraquecimento estrutural, com sinais aparentes na pele, que começam a surgir na terceira década de vida e progridem ao longo de toda a existência de um indivíduo. O conhecimento do processo de envelhecimento da pele, associado ao entendimento das formulações, permite ao farmacêutico atuar na orientação de produtos cosméticos que visam à manutenção da saúde da pele, bem como à promoção do bem-estar, contribuindo para a qualidade de vida das pessoas. As alterações na aparência da pele costumam ser os primeiros sinais visíveis de envelhecimento e por isso podem afetar o estado social e psicológico do indivíduo. Dessa maneira, pode-se dizer que a orientação adequada do uso racional de cosméticos contribui com o envelhecimento mais saudável da população.

É cada vez maior o interesse das pessoas por uma pele jovem, isenta de rugas e manchas, o que tem estimulado os pesquisadores da área cosmética a buscar conhecer os mecanismos responsáveis pelas principais alterações morfo-histológicas causadas durante o processo de envelhecimento cutâneo.

A pele jovem geralmente se apresenta uniforme quanto a cor, textura, firmeza, isenção de manchas e rugas. Com o envelhecimento, há diminuição no nível de estrogênios e redução das fibras de colágeno, tornando a pele mais fina e sensível. Podem surgir manchas e rugas; também se observa redução da elasticidade e da firmeza da pele.

Sabe-se que o tipo de pele pode interferir no processo do envelhecimento cutâneo. Assim, as variações étnicas têm ganhado espaço no mercado brasileiro e mundial, impulsionando o desenvolvimento de novas formulações de prevenção e tratamento da pele envelhecida.

Existem as mais diversas estratégias para atingir a saúde da pele madura. Os cosméticos tópicos são uma abordagem fundamental e muito popular, para evitar o surgimento de sinais do envelhecimento precoce. Muitos ingredientes ativos são utilizados para esse fim, como, por exemplo, antioxidantes, peptídeos, vitaminas. Entretanto, a forma de prevenção mais importante são os hábitos de fotoproteção, como o uso de protetores solares.

5.2 Processos biológicos por trás do envelhecimento cutâneo

O envelhecimento cutâneo é causado pela combinação de fatores cronológicos, ambientais, genéticos e hormonais. O envelhecimento intrínseco ocorre devido ao envelhecimento cronológico e fisiológico dos seres humanos com o passar do tempo e é determinado por predisposições genéticas, sendo majoritariamente regulado por hormônios. No caso das mulheres, a menopausa provoca alterações hormonais, ocorrendo a diminuição do nível de estrogênio e o aumento do nível de hormônios andrógenos, o que leva a mudanças significativas da pele.

Por outro lado, o envelhecimento extrínseco, ou fotoenvelhecimento, é o envelhecimento precoce determinado, principalmente, pela exposição aos raios solares, mas que também está relacionado à quantidade de melanina contida na pele, à repetição de expressões faciais, à ação da gravidade, à posição de dormir, além dos hábitos pessoais, como etilismo, tabagismo e nível de estresse emocional.

A pele é um dos tecidos do corpo mais sujeitos ao estresse oxidativo, na medida em que se encontra exposta a espécies reativas do oxigênio (EROs) de fontes endógenas e exógenas. Logo, esse tecido possui uma grande demanda de substâncias antioxidantes.

O equilíbrio redox do tecido cutâneo é promovido através de mecanismos preventivos, de reparo, de defesas físicas e pelo sistema antioxidante. Quando a pele está exposta a radicais livres, visando manter o equilíbrio natural do tecido, ela reduz a produção de espécies reativas através da diminuição da atividade enzimática que gera indiretamente metabólitos de oxigênio. Outras moléculas auxiliam na defesa física da pele, aumentando a estabilidade das membranas ou por meio de moléculas que impedem que as EROs cheguem aos seus alvos biológicos. Outro mecanismo de defesa é o reparo de moléculas. Através do mecanismo de reparo de DNA, enzimas podem reconhecer uma base danificada, removê-la e incorporar uma nova base. Contudo, o mais importante mecanismo de defesa é o sistema antioxidante, composto de enzimas e outras substâncias não enzimáticas.

O tecido cutâneo dispõe de um sistema antioxidante bastante variado, o que garante proteção contra várias substâncias oxidantes. As camadas da pele, epiderme e derme, possuem esse sistema de defesa, sendo os níveis na epiderme mais elevados. As principais moléculas antioxidantes da pele são: ácido ascórbico, α-tocoferol, glutationa e ubiquinol, distribuídas em diferentes quantidades e compartimentos celulares. Quando o tecido cutâneo se encontra excessivamente exposto ao estresse oxidativo, o sistema antioxidante endógeno não é capaz de evitar o dano oxidativo. Nesses casos, a utilização de antioxidantes exógenos pode trazer benefícios.

Condições ambientais, como radiação ultravioleta (UV) e poluição, aumentam o estresse oxidativo, causando o desequilíbrio no balanço redox. Esse fenômeno desencadeia uma série de danos diretos e indiretos ao DNA e ao ciclo celular, podendo levar até a apoptose.

Pequenas quantidades de radiação UV resultam na indução de uma série de metaloproteinases (MMP). Essas proteases são capazes de degradar as estruturas de colágeno na pele. Também ocorre inibição da síntese de pró-colágeno, provavelmente através de um mecanismo relacionado com a degradação de colágeno. Assim, os níveis da proteína de pró-colágeno I estão diminuídos, enquanto a atividade de MMP-1 e MMP-2 está aumentada na pele exposta à radiação, quando comparada à pele não exposta. Tais mudanças possivelmente ocorrem devido à indução do fator de transcrição da proteína de ativação, que é impulsionada por proteínas quinases. O fator de transcrição NF-kB, também induzido pela radiação UV, é um agente sensível ao estresse oxidativo, que ativa múltiplos genes envolvidos na expressão de mediadores pró-inflamatórios.

A teoria de que os radicais livres estão envolvidos no processo de envelhecimento cutâneo tem sido bastante estudada. O acúmulo de produtos de reações oxidativas pode estar enredado no processo de envelhecimento. Muitas enzimas são ativadas quando expostas à radiação UV, indiretamente levando à produção de EROs, que geram o estresse oxidativo. A quantificação de moléculas antioxidantes em pele envelhecida demonstrou sua diminuição, sugerindo que ocorra uma redução do sistema antioxidante da pele como resultado do envelhecimento cutâneo.

5.3 Manifestações clínicas do processo do envelhecimento cutâneo

5.3.1 Alterações visuais gerais do envelhecimento facial

O envelhecimento facial é o resultado cumulativo das mudanças na pele, nos tecidos moles e na estrutura osteocartilaginosa que ocorrem com o avançar da idade.

A pele está sujeita a inúmeras alterações estruturais, bioquímicas e funcionais desencadeadas pelo processo de envelhecimento. A flacidez, o aparecimento de rugas cutâneas e as discromias são os principais sinais da pele madura.

Com o processo de envelhecimento, o músculo esquelético pode atrofiar em até 50%. Além disso, a contração dos músculos da mímica facial contribui para o surgimento dos sinais do envelhecimento. O enrijecimento da expressão facial causado pelo avanço da idade ocorre porque os músculos faciais perdem amplitude de movimento por apresentarem alongamento, havendo aumento do tônus em repouso e no movimento. Com relação aos ligamentos faciais, as mudanças em sua tensão contribuem para o deslocamento descendente das estruturas faciais, resultando na flacidez do contorno da mandíbula e na papada.

Ocorrem mudanças no processo de reabsorção óssea com o avanço da idade, contribuindo para a reabsorção facial esquelética e dentária. A diminuição do esqueleto facial ocasiona menor suporte para os tecidos moles e, consequentemente, perda de volume em algumas regiões da face.

Essas mudanças incluem também a diminuição e a redistribuição da camada de gordura do rosto, isto é, a gordura do rosto deixa de ser distribuída de maneira uniforme devido à ação da gravidade. Outra alteração que tende a ocorrer é a diminuição da taxa metabólica basal do organismo, o que também afeta o suporte da pele.

É possível avaliar os sinais do envelhecimento superficiais na pele a olho nu, através de escalas clínicas. Uma das mais utilizadas na anamnese clínica é a escala de fotoenvelhecimento de Glogau, que determina o estágio do fotoenvelhecimento da pele facial, considerando os Tipos I, II, III e IV, com base na presença e no tipo de rugas, manchas, alterações pré-cancerosas, entre outras. Os diferentes tipos estão ilustrados na Figura 5.1, e as definições encontram-se logo abaixo:

- Tipo I – Fotoenvelhecimento leve
  Sem rugas; leves alterações de pigmentação; rugas mínimas; sem mudanças visíveis relacionadas à idade.
- Tipo II – Fotoenvelhecimento de leve a moderado
  Rugas em movimento; aparecimento de linhas apenas durante movimentos faciais; início de manchas marrons; poros da pele mais notáveis.
- Tipo III – Fotoenvelhecimento avançado
  Rugas em repouso; pigmentação marrom proeminente; manchas visíveis de idade; pequenos vasos sanguíneos notáveis; rugas agora evidentes mesmo quando o rosto está em repouso.
- Tipo IV – Fotoenvelhecimento grave
  Rugas visíveis independentemente dos movimentos faciais; tom de pele amarelo-acinzentado; histórico de cânceres de pele anteriores; alterações pré-cancerosas na pele (queratose actínia).

Há outros tipos de escalas, como a classificação Scinexa. Ela inclui 5 itens característicos do envelhecimento cutâneo intrínseco (pigmentação irregular, rugas finas, aspecto flácido, tecido reduzido e tumores benignos da pele) e 18 itens do envelhecimento cutâneo extrínseco, entre eles alterações pigmentares, sardas queimadas do sol, amarelamento, elastose, pseudocicatrizes, rugas grossas, desidratação, comedões na região periorbital, telangiectasia no nariz e na bochecha, eritema permanente, ceratose actínica e presença de tumores malignos.

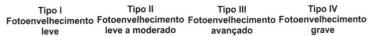

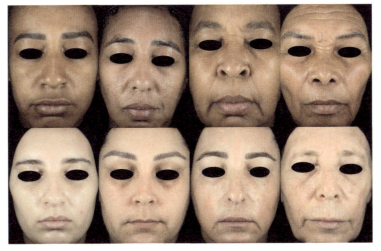

Figura 5.1: Classificação da Escala de Glogau para fotoenvelhecimento. Imagens cedidas pela Allergisa Pesquisa Dermato Cosmética Ltda., obtidas pelo equipamento VISIA®-CR (Canfield Scientific, EUA).

5.3.2 Alterações dérmicas e epidérmicas provocadas pelo envelhecimento cutâneo

Como mencionado no capítulo 2, as papilas da junção dermoepidérmica (JDE) aumentam a área de contato da derme com a epiderme, reforçando a união entre essas duas camadas. Além disso, a JDE atua como uma interface para troca de nutrientes, oxigênio e sinalização entre a derme e a epiderme.

As alterações nessa interface são um importante indicador de fotoenvelhecimento e envelhecimento precoce (Figura 5.2). Na JDE, ocorre redução da interdigitação entre a epiderme e a derme decorrente da retração das cristas epidérmicas e do desaparecimento das fibras oxitalanas, muito sensíveis aos raios solares. Como consequência, há um declínio na fisiologia geral da pele, com acentuada diminuição da resistência às forças de cisalhamento, fornecimento reduzido de nutrientes e oxigênio, bem como alteração do relevo cutâneo.

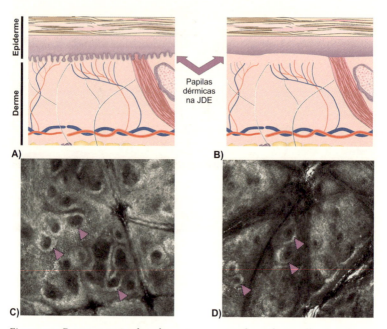

Figura 5.2: Representação das alterações provocadas pelo envelhecimento na junção dermoepidérmica (JDE) em um indivíduo jovem (A) e em um indivíduo idoso (B). As imagens transversais obtidas por microscopia confocal de reflectância ilustram o padrão da JDE em pele jovem (C) e em pele envelhecida (D). Na pele mais envelhecida, ocorre o achatamento da epiderme, com perda, portanto, das papilas dérmicas. As setas em rosa indicam as papilas dérmicas.

A microscopia confocal, outra técnica não invasiva que vem sendo usada para estudo de eficácia de formulações cosméticas na pele, permite avaliar sinais subclínicos de envelhecimento da pele, o que tem ajudado formuladores cosméticos na análise da capacidade de formulações para revertê-los, contribuindo, de fato, para sua prevenção. Um exemplo de aplicação da técnica está representado na Figura 5.3, que mostra alterações morfológicas da derme reticular, como formação irregular do tecido, diminuição da densidade das fibras colágenas e espessamento da elastina.

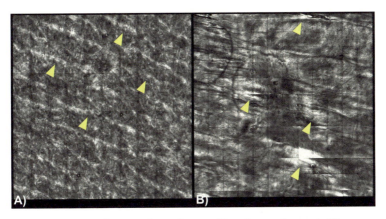

Figura 5.3: Imagens da região do antebraço utilizando o equipamento Vivascope 1500 (Caliber Imaging & Diagnostics, EUA), com foco na derme reticular, de uma mulher com menos de 30 anos (A) e de uma mulher de 85 anos (B). As setas em amarelo indicam as alterações morfológicas causadas pelo envelhecimento cutâneo. Imagens cedidas pela Allergisa Pesquisa Dermato Cosmética Ltda.

Algumas manifestações clínicas cutâneas provocadas pelo envelhecimento podem ser estudadas e caracterizadas pela técnica de imagem de ultrassom de alta frequência. Dispositivos com frequências próximas a 20 MHz, parâmetros métricos de espessura e ecogenicidade da pele, ou de suas camadas, já foram bastante explorados para esse fim. Desde 1989, estudos utilizam parâmetros sonográficos para caracterização do envelhecimento da pele. Uma visão geral das alterações da pele, ocasionadas pelo envelhecimento, identificadas pela técnica de Usaf de 50 MHz está descrita na Figura 5.4.

Ao observarmos a pele jovem e saudável do antebraço de uma mulher (Figura 5.4A), a epiderme aparece como uma linha hiperecoica (eco de entrada epidérmica), cuja ecogenicidade é majoritariamente provida pelo conteúdo de queratina do estrato córneo, sendo altamente reflexiva; a derme aparece como uma banda hiperecoica um pouco menos brilhante comparada à epiderme, com ecogenicidade dérmica principalmente provida pelo colágeno. O conteúdo dérmico de colágeno, seu tipo, sua orientação e o tamanho dos feixes têm efeito na refletividade/ecogenicidade dérmica; finalmente, o tecido subcutâneo aparece como uma camada hipoecoica, devido aos lóbulos de gordura, apresentando septos fibrosos hiperecogênicos no interior da camada. Nas demais imagens de pele indicadas nas Figuras 5.4B, 5.4C e 5.4D, é evidenciado o gradual envelhecimento da pele com o avanço da idade.

Podemos também observar uma diminuição da uniformidade da superfície epidermal, ou seja, um aumento da rugosidade da epiderme e uma irregularidade de sua espessura. As células epidérmicas estão fortemente envolvidas na homeostase epidérmica e na regeneração das fibras de elastina e colágeno. Com o envelhecimento, o número de células-tronco epidérmicas diminui, e a capacidade regenerativa da pele também. Consequentemente, os distúrbios da barreira se formam, e a hidratação e a elasticidade da pele diminuem, o que resulta na formação de rugas, ainda mais agravada pela exposição crônica à luz solar. Na epiderme também notamos a diminuição da ecogenicidade, provavelmente causada por queratose e atrofia epidermal.

Com o passar dos anos, também ocorre a diminuição da ecogenicidade da derme, principalmente da derme superior (Figura 5.4). Essa alteração ocorre porque esse parâmetro possui uma sensível relação com o conteúdo e a organização dos feixes de colágeno. Com o envelhecimento, ocorrem atrofia da derme (perda de volume dérmico), elastose, diminuição e fragmentação das fibras colágenas, aumento de metaloproteinases degradantes de matriz, infiltrados inflamatórios e alteração da estrutura do tecido conjuntivo da derme. Esses pontos também justificam as mudanças da ecotextura observadas nessa camada cutânea.

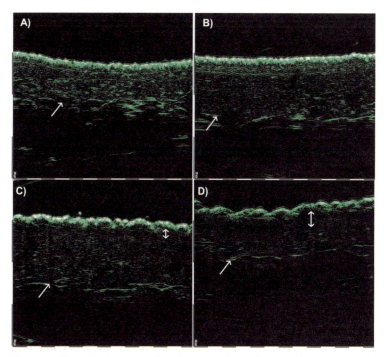

Figura 5.4: Exemplo de imagem da pele utilizando Usaf 50 MHz (B-Scan system), mostrando as alterações causadas pelo envelhecimento. Imagens de sonografia foram obtidas da pele da parte interna do antebraço de uma mulher de 19 anos (A), uma de 22 anos (B), uma de 56 anos (C) e uma de 60 anos (D). As setas indicam regiões da derme e da epiderme; podemos notar algumas mudanças entre as imagens, ocasionadas pelo envelhecimento.
Fonte: Reproduzido com permissão de VERGILIO, M. M. *et al.* "Characterization of women's young and mature skin by the 50 MHz high-frequency ultrasound technique". *Journal of Cosmetic Dermatology*, 2021.

5.4 Orientações sobre fotoproteção e o uso de protetores solares

Na medida em que a expectativa de vida do ser humano aumentou muito, tornou-se imperiosa a preocupação com o tempo de exposição solar que o idoso teve durante toda sua vida, pois sabe-se que o efeito nocivo da exposição solar exacerbada é cumulativo. Sendo assim, o câncer de pele no idoso e o envelhecimento cutâneo vêm sendo objeto de maior interesse e pesquisa na área curativa e preventiva.

O esclarecimento da população quanto aos prejuízos causados pelo excesso de exposição aos raios ultravioleta (UV), bem como em relação à importância do uso de fórmulas fotoprotetoras de amplo espectro (que atuam contra diferentes tipos de radiação solar), deve ser estimulado. Como sabemos, a camada de ozônio continua a diminuir, o que faz com que uma radiação mais lesiva atinja a superfície da Terra. Dessa forma, cada vez mais as pessoas precisarão estar bem-informadas sobre os perigos do excesso de sol para que possam se proteger e, assim, envelhecer com saúde.

Podemos observar os sinais acumulados do fotoenvelhecimento na pele através das imagens de Usaf de 50 MHz. Quando comparamos as características da área do antebraço flexor (com predominância de envelhecimento intrínseco) e extensor (exposto cronicamente à luz solar e a outros fatores ambientais) de uma mesma pessoa, são observadas diferenças de ecogenicidade, principalmente da derme (Figura 5.5).

De acordo com essas imagens sonográficas, fica bastante claro que a região fotoprotegida do antebraço (Figura 5.5A) apresenta uma banda subepidérmica não ecogênica (Sleb) menos evidente e uma ecogenicidade geral dérmica maior que a região da pele fotoexposta (Figura 5.5B). A Sleb é definida como uma banda de baixa ecogenicidade visualizável na derme superior imediatamente abaixo do eco de entrada epidérmica. Ela aumenta a espessura e torna-se hipoecoica com o avanço da idade e o agravamento dos sinais de fotoenvelhecimento. É considerada um importante indicador por ser atribuída à exposição solar, sendo provavelmente uma manifestação visual de elastose, degradação de colágeno, acúmulo de glicosaminoglicanos e tecido aquoso na derme papilar.

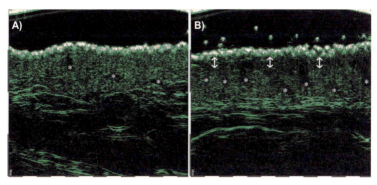

Figura 5.5: Demonstração das alterações causadas pelo fotoenvelhecimento, através da imagem Usaf 50 MHz (sistema B-Scan), da região fotoprotegida do antebraço de uma pessoa de 60 anos (A) e da região fotoexposta do antebraço da mesma pessoa (B). Asteriscos (*) representam regiões hipoecoicas presentes na derme. As setas indicam a presença e a dimensão do Sleb na derme superior. Fonte: Reproduzido com permissão de VERGILIO, M. M. et al. "Characterization of women's young and mature skin by the 50 MHz high-frequency ultrasound technique". *Journal of Cosmetic Dermatology*, 2021.

Além de danos estruturais, a exposição solar acumulada leva ao aparecimento de discromias. A radiação UV induz pigmentação devido a efeitos diretos e indiretos sobre os melanócitos, causando alterações pigmentares permanentes. Esses distúrbios de pigmentação induzidos por radiação UV acompanham os sinais de fotoenvelhecimento, como representado na Figura 5.6. Uma pele jovem apresenta menos hiperpigmentações quando comparada a uma pele madura.

A pigmentação irregular é um alvo especialmente importante quando discutimos a saúde da pele negra madura. Uma das principais características da pele negra é a maior quantidade de melanina, que está amplamente dispersa pela camada epidérmica. Esse conteúdo e a distribuição de melanina reduzem a penetração da radiação UV na pele, resultando num fotoenvelhecimento mais lento, ao mesmo tempo que aumentam a possibilidade de distúrbios de pigmentação induzidos por radiação UV, como pigmentação mosqueada, melasma, hiperpigmentação periorbital, dermatose papulosa nigra (DPN), lentigos solares, entre outros.

Os filtros solares são bons exemplos de como os produtos cosméticos ajudam a prevenir o fotoenvelhecimento e até mesmo doenças cutâneas. Entretanto, é importante que o farmacêutico alerte a população sobre a importância de medidas e hábitos de proteção solar. Deve-se evitar exposição solar direta em períodos nos quais há maior incidência de raios UV (entre 10 e 16 horas). Ao ar livre, é importante o uso de chapéus de abas largas, óculos escuros, roupas de algodão, luvas, camisas de manga longa e calças compridas. Por fim, a aplicação do protetor solar deve ser realizada de 15 a 30 minutos antes da exposição solar e repetida a cada duas horas, após contato com água, ou sudorese intensa.

As formulações fotoprotetoras são usadas topicamente para proteger a pele, evitando ou retardando os efeitos nocivos do sol. É muito importante que a formulação seja aplicada na quantidade correta e de maneira homogênea, não ignorando nenhuma área que será exposta, como, por exemplo, as orelhas.

O número do fator de proteção solar (FPS) indica proteção à radiação UVB e ao eritema (vermelhidão) causado pela exposição ao sol. É muito importante a utilização de produtos que nos protejam não só da radiação UVB, mas também da radiação UVA. As radiações B (UVB) e ultravioleta A (UVA) induzem danos ao DNA, e podem favorecer o desenvolvimento de câncer de pele.

COSMETOLOGIA CLÍNICA E CUIDADO FARMACÊUTICO PARA A SAÚDE DA PELE | 81

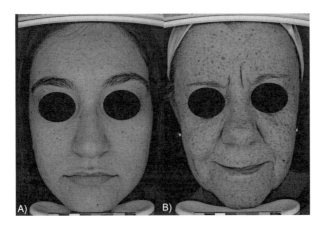

Figura 5.6: Imagens faciais utilizando o equipamento Visioface® (Courage+Khazaka electronic GmbH, Alemanha), com filtro ultravioleta (UV), para tornar mais visíveis as hiperpigmentações. As imagens representam as alterações relacionadas à melanina causadas pelo envelhecimento cutâneo, comparando a imagem facial de uma mulher de 19 anos (A) com a de uma mulher de 65 anos (B).

Neste livro, não abordaremos as especificidades das formulações fotoprotetoras, pois seria assunto bastante extenso. Mas não podemos deixar de relatar que o uso de formulações fotoprotetoras adequadas, na quantidade correta, contribui muito para a manutenção da saúde e da beleza da pele, na terceira idade. Sem dúvida, o farmacêutico é um profissional capacitado para desenvolver formulações fotoprotetoras adequadas, bem como para indicar as mais apropriadas a cada tipo de pele e às necessidades específicas de cada indivíduo. Em outra oportunidade, abordaremos com detalhes as formulações fotoprotetoras.

5.5 Ativos cosméticos para pele madura

O avanço da ciência tem permitido um conhecimento profundo sobre as matérias-primas disponíveis para formulações cosméticas, bem como possibilitado um conhecimento amplo sobre as mudanças fisiológicas que acontecem nos tecidos humanos. Isso tem proporcionado aos formuladores farmacêuticos o desenvolvimento de bases cosméticas que, por si sós, já trazem muitos benefícios à pele envelhecida. Além disso, hoje existem tecnologias que têm permitido ativos específicos que agregam muito às formulações indicadas para prevenção do envelhecimento precoce.

Em seguida, trataremos de alguns ativos que têm comprovação científica para recuperação de sinais de juventude na pele.

5.5.1 Alfa-Hidroxiácidos (AHAs)

O uso dos Alfa-Hidroxiácidos (AHAs) foi introduzido em 1974 no tratamento tópico de ictiose. Atualmente, muitos produtos tópicos no mercado contêm um ou mais AHAs como componentes principais, visando à hidratação e ao estímulo da renovação da camada córnea e da síntese de colágeno, além de possuir um leve efeito clareador.

Os AHAs são ácidos orgânicos que consistem em um grupo carboxílico substituído por um grupo hidroxila no carbono adjacente. Os AHAs podem ocorrer naturalmente como componentes ácidos de muitas substâncias botânicas, como frutas, mas também ser gerados sinteticamente.

Exemplos comuns são ácido láctico, ácido cítrico ou ácido glicólico. O campo de indicação de produtos contendo AHAs vai desde a hidratação da pele, a redução de rugas, até o *peeling* químico profundo da pele. Os produtos contendo AHAs são projetados para aplicação doméstica, bem como para uso em consultórios de dermatologistas ou em institutos de cosméticos.

Sabe-se que, quimicamente, os alfa-hidroxiácidos são ácidos alcoólicos com cadeias de carbono de comprimento variável, com um grupo carboxila e um hidroxila ligados ao seu átomo de carbono-α. O AHA mais simples é o ácido glicólico (ácido alfa hidroxiacético), que ocorre naturalmente em uvas, caldo de cana-de-açúcar e beterraba.

A Agência Nacional de Vigilância Sanitária (Anvisa), através de parecer técnico, determinou que AHAs e seus derivados devem ter concentração máxima permitida em produtos cosméticos limitada a 10%, calculada na forma ácida, em pH maior ou igual a 3,5.

O mecanismo preciso de ação dos AHAs na pele não está totalmente elucidado. Um importante efeito epidérmico é o aumento da capacidade de retenção de água devido à aplicação de AHA junto com um aumento de hidratação e turgor da pele. Além disso, os AHAs induzem descamação, plastificação e normalização da diferenciação epidérmica ao interferir na ligação iônica intercelular, reduzindo, assim, a coesão dos corneócitos e induzindo à ceratólise.

Além dos efeitos epidérmicos, os AHAs provocam alterações dérmicas que levam meses para se tornar visíveis – fato do qual o paciente precisa ser informado. Estudos *in vitro* usando cultura de fibroblastos de pele humana mostraram um aumento dependente da dose da proliferação celular e da produção de colágeno. Outros efeitos documentados na literatura são uma síntese aumentada de glicosaminoglicanos, aumento da espessura dérmica, proliferação de fibroblastos e indução da transglutaminase do fator XIIIa.

5.5.2 Vitamina A (retinol)

A vitamina A encontra-se amplamente distribuída em tecidos vegetais e também em alimentos de origem animal, como manteiga, gema de ovos e fígado. Conhecida como "retinol", a vitamina A possui a fórmula química $C_{20}H_{30}O$. Se houver a função aldeído em lugar da de álcool, no grupo polar terminal da molécula da vitamina A, tem-se o retinal, essencial para a visão noturna. Caso haja um grupo carboxila, tem-se o ácido retinóico, metabólito da vitamina A, cuja ação fundamental está associada ao processo de diferenciação das células epiteliais. Existem dois isômeros do ácido retinóico: o ácido 11-transretinóico (tretinoína) e o ácido 13-cisretinóico (isotretinoína). As diferenças moleculares estão ilustradas na Figura 5.7. O uso do ácido retinóico não é permitido em produtos cosméticos, limitando-se aos medicamentos dermatológicos.

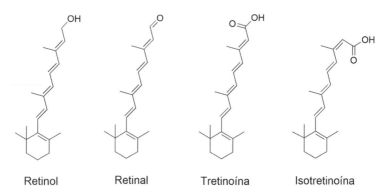

Retinol   Retinal   Tretinoína   Isotretinoína

Figura 5.7: Estrutura molecular do retinol, do retinal, do ácido 11-transretinóico (tretinoína) e do ácido 13-cisretinóico (isotretinoína).

O termo genérico para a vitamina A e seus derivados é "retinóide". A função principal dos retinóides na pele relaciona-se à hiperproliferação da epiderme com aumento de estrato espinhoso e granuloso.

Os efeitos estimulantes da vitamina A e de seus derivados, na pele, tendem a se opor às mudanças que ocorrem com o envelhecimento. A pele envelhecida mostra a epiderme mais fina, a camada de queratina também fina e malformada, e a camada granular reduzida a uma única camada de células contendo grânulos de queratina. Todos esses sinais de atividade reduzida tendem a ser revertidos pela aplicação tópica de doses adequadas de vitamina A. Estudos relatam que a aplicação tópica de 10.000 UI/g de vitamina A palmitato melhora a elasticidade da pele. Pela legislação brasileira, o retinol e ésteres de retinol devem ser empregados em preparações cosméticas na concentração máxima de 10.000 UI de vitamina A/g de produto acabado. A unidade de medida da vitamina A é unidade internacional (UI), sendo que 1 UI corresponde a 0,3 μg de retinol ou 0,55 μg de palmitato de retinol.

A vitamina A e seus derivados são instáveis em presença do oxigênio, ou quando expostos à luz e a altas temperaturas, sendo que os ésteres dessa vitamina oferecem notáveis vantagens no que diz respeito à estabilidade na formulação cosmética.

O palmitato de vitamina A (palmitato de retinila), o mais estável dos ésteres da vitamina A, pode ser incorporado diretamente em emulsões e também colocado em gel quando um tensoativo for acrescentado para promover a uniformidade da dispersão. A vitamina A não deve ser exposta a temperaturas acima de 45°C. Os antioxidantes são benéficos na estabilidade química da vitamina A, sendo o DL-alfa tocoferol, o BHT e o BHA alguns exemplos de antioxidantes usados para melhorar a estabilidade dessa vitamina nas formulações cosméticas. O produto cosmético que veicula a vitamina A palmitato deve ter seu pH em torno de 5 a 6, pois isso ajudará na estabilidade da formulação.

Os ésteres de vitamina A têm sido usados como componentes de formulações cosméticas. Porém, o papel dos retinóides na regulação do desenvolvimento da pele parece ser mais bem desempenhado pelo ácido retinóico (tretinoína), portanto a atividade da vitamina A palmitato na pele poderá depender de sua conversão a ácido retinóico – e esta depende da clivagem enzimática da ligação éster na vitamina A palmitato e da oxidação do retinol em ácido retinóico.

O efeito dos retinóides para o tratamento do envelhecimento é amplamente conhecido, sendo o ácido retinóico a substância mais utilizada para esse fim, na concentração de 0,01% a 0,1%, em diversos tipos de veículos. Nesse caso, há melhora da camada espinhosa, assim como clareamento das manchas e também neoformação de colágeno. A tretinoína (forma *trans* do ácido retinóico), o primeiro retinóide a ser sintetizado, tem sido usada em produtos tópicos para o tratamento tanto da acne quanto do fotoenvelhecimento; contudo, possui efeitos colaterais, necessitando, assim, de cautela para ser indicada, não podendo ser empregada em cosméticos. A isotretinoína (forma *cis* do ácido retinóico) tem sido usada por via oral e apresentado muita efetividade contra acnes severas, porém possui vários efeitos colaterais e é um medicamento vendido apenas com receita especial.

5.5.3 Vitamina C (ácido ascórbico)

A vitamina C, ou ácido ascórbico (AA), é uma molécula hidrossolúvel e constitui um dos antioxidantes mais eficientes da natureza. Na pele, atua na neutralização dos radicais livres, além de ser um potente despigmentante, o que proporciona desaceleração do aparecimento dos sinais de envelhecimento.

No organismo, a vitamina C também desempenha papel fundamental, atuando na manutenção dos tecidos conectivos, na formação óssea e nos processos de cicatrização. Além disso, atua na síntese e na manutenção do colágeno no organismo, por isso não só sua ingestão é recomendada, como também seu uso tópico é muito importante para a pele, sendo um ativo altamente sugerido pelos profissionais da saúde.

O ácido ascórbico tem sido prescrito em concentrações entre 5% e 20%, recomendando-se o mínimo de 10% para alcance dos efeitos desejados e o máximo de 20%, que é o limite de absorção de ácido L-ascórbico pela via tópica. Para peles mais sensíveis, é indicado começar utilizando uma concentração mais baixa e ir aumentando gradativamente, de acordo com as reações do paciente.

5.5.4 Vitamina E (tocoferol)

A vitamina E também vem sendo muito usada em produtos cosméticos, tanto na forma álcool (que é conhecida como alfa--tocoferol) como na forma éster (conhecida como acetato de tocoferol).

O alfa-tocoferol – a principal molécula constituinte da vitamina E – tem sido considerado um excelente antioxidante celular, desempenhando um papel importante na neutralização de radicais livres, especialmente daqueles induzidos pela luz ultravioleta (UV). Esse ativo pode ser usado em cosméticos e possui desempenho significativo em concentrações entre 2 e 20%.

5.5.5 Niacinamida

A niacinamida (NIA), ou nicotinamida, é a forma amida biologicamente ativa da niacina (vitamina B3). A NIA é uma substância presente em todas as células da pele humana. Ela é uma precursora dos cofatores nicotinamida adenina dinucleotídeo reduzido (NADH) e nicotinamida adenina dinucleotídeo fosfato reduzido (NADPH), os quais são muito importantes para uma variedade de reações bioquímicas.

De maneira geral, é utilizada em diversas formulações farmacêuticas e de cuidados pessoais, fornecendo vários benefícios para a pele. A NIA tem sido empregada em formulações farmacêuticas para o tratamento de uma série de condições dermatológicas que incluem acne, dermatite atópica e envelhecimento da pele.

O uso da NIA em formulações cosméticas tópicas é amplamente difundido. Sua aplicação tópica demonstrou benefícios para a pele ao melhorar a hidratação da epiderme e a função de barreira do estrato córneo, por meio da regulação positiva da biossíntese endógena de esfingolipídios epidérmicos, particularmente ceramidas. Também é utilizada em hiperpigmentações da pele, pois reduz a transferência melanosômica de melanina dos melanócitos para os queratinócitos.

A NIA demonstrou uma influência positiva na derme, afetando os componentes do tecido conectivo e da matriz de gel. Isso ocorre porque ela é uma precursora crucial de NADH e NADPH, e suas concentrações diminuem com a idade. Em um estudo conduzido por Oblong *et al.*, a suplementação de fibroblastos dérmicos humanos envelhecidos com NIA resultou em aumentos significativos na secreção de colágeno, na secreção de proteínas e nos números celulares em comparação com um grupo de controle.

Ao contrário da niacina (ácido nicotínico), a NIA é geralmente muito bem tolerada, pois não irrita a pele. Ela se tornou popular em produtos cosméticos, sendo, principalmente, utilizada em concentrações de 5%, embora existam também produtos com até 20% de NIA.

5.5.6 Coenzima Q10 (ubiquinona)

Outro antioxidante popular é a coenzima Q10, também conhecida como ubiquinona. Embora seja sintetizada pelas células humanas, sua produção diminui com a idade, sendo aconselhável fornecer um suplemento tópico para promover a regeneração celular. Esse antioxidante lipofílico melhora a eficiência das células no uso de oxigênio e reduz a produção de radicais livres durante o ciclo celular. Além disso, a Co-Q10 demonstrou suprimir a expressão de colagenase após a exposição aos raios UVA em fibroblastos dérmicos humanos.

5.5.7 PEPTÍDEOS

Os peptídeos têm sido amplamente utilizados na cosmetologia, devido aos benefícios relacionados ao seu uso tópico, como hidratação, melhora da textura, regeneração e reparo da pele. Os peptídeos atuam, principalmente, como sinalizadores, enviando mensagens para modular processos celulares da pele. Dessa forma, eles são especialmente desenvolvidos para estimular a produção e a renovação de proteínas da matriz extracelular (ECM) cutânea.

REFERÊNCIAS BIBLIOGRÁFICAS

AGÊNCIA NACIONAL DE VIGILÂNCIA SANITÁRIA. Parecer Técnico n. 7, de 28 de setembro de 2001 (atualizado em 16/2/2006). Brasília, Anvisa, 2006.

_____. Parecer Técnico n. 4, de 21 de dezembro de 2010 (atualizado em 5/7/2011). Brasília, Anvisa, 2011.

CARITÁ, A. C. et al. "Stabilization of vitamin C in emulsions of liquid crystalline structures". *International Journal of Pharmaceutics*, vol. 5, 2021, pp. 1-7.

GLOGAU, R. G. "Aesthetic and anatomic analysis of the aging skin". *Seminars in Cutaneous Medicine and Surgery*, vol. 15, n. 3, 1996, pp. 134-138.

GRIFFITHS, T. W.; WATSON, R. E. B. & LANGTON, A. K. "Skin ageing and topical rejuvenation strategies". *British Journal of Dermatology*, vol. 189, 2023.

LEONARDI, G. R. & SPERS, V. R. E. *Cosmetologia e empreendedorismo: perspectivas de aproximação entre a administração, a cosmetologia e a criação de novos negócios*. São Paulo, Pharmabooks, 2015.

OBLONG, J. et al. "Niacinamide stimulates collagen synthesis from human dermal fibroblasts and differentiation marker in normal human epidermal keratinocytes: potential of niacinamide to normalize aged skin cells to correct homeostatic balance". 59th Annual Meeting of the American Academy of Dermatology. *Anais*. Washington, DC, 2001.

SILVA, L. A. et al. "Biopolymer-based microparticles for encapsulation of all-trans-retinoic acid". *Journal of Applied Polymer Science*, vol. 138, n. 45, 2021.

VERGILIO, M. M. et al. "In vivo evaluation of topical ascorbic acid application on skin aging by 50 MHz ultrasound". *Journal of Cosmetic Dermatology*, 2022.

VIERKÖTTER, A. et al. "The SCINEXA: A novel, validated score to simultaneously assess and differentiate between intrinsic and extrinsic skin ageing". *Journal of Dermatological Science*, vol. 53, n. 3, 2009, pp. 207-211.

6
Formulações cosméticas hidratantes para prevenir sinais do envelhecimento

6.1 Introdução

Neste capítulo, mostraremos como as propriedades cutâneas podem ser alteradas com o uso de formulações cosméticas. Para fazer essa ilustração, descreveremos os parâmetros biofísicos e de imagem cutânea obtidos em ensaios clínicos desenvolvidos em nosso laboratório.

6.2 Exemplos de estudos clínicos de formulações cosméticas e seus parâmetros instrumentais e de imagem cutânea

Um estudo clínico investigou os efeitos de uma formulação tópica de gel hidrofílico com niacinamida (NIA) ao longo de oito semanas. As participantes eram mulheres com sinais de envelhecimento cutâneo e idade média de 41 anos. Elas foram orientadas a passar uma vez ao dia a formulação tópica (2 mg.cm^{-2}) no rosto por oito semanas. A composição da formulação está descrita na Tabela 6.1. Os parâmetros instrumentais foram comparados entre antes e após essas oito semanas de uso da formulação na região facial. A medida do conteúdo aquoso do estrato córneo (SC) aumentou de 41,1 para 60,0 UA, enquanto o valor da perda de água transepidérmica (TEWL) diminuiu de 12,0 para 8,7 g.m².h⁻¹. Sendo assim, a análise revelou uma melhora significativa dos parâmetros de hidratação cutânea e da função barreira da pele proporcionada pela aplicação do produto cosmético.

TABELA 6.1: COMPOSIÇÃO QUALITATIVA E QUANTITATIVA DE UM GEL COM NIACINAMIDA E SACARÍDEOS PARA PELE OLEOSA E MADURA.

Matéria-prima	Componente (Inci, International Nomenclature of Cosmetic Ingredients)	Concentração em porcentagem % (m/m)
Carbopol® Ultrez 30	Carbomer	0,5
Cellyncage®	Propanediol, Saccharide Isomerate	2
Niacinamida PC	Niacinamide	5
EDTA dissódico	Disodium EDTA	0,1
Proteg SL	Phenoxyethanol (and) Ethylhexylglycerin	0,5
Água destilada	Aqua	Q.S. 100
Hidróxido de sódio 10%	Sodium Hydroxide	Q.S. pH 6,5

O segundo estudo clínico avaliou a eficácia de uma emulsão contendo o derivado do ácido ascórbico (AA) tetraisopalmitato de ascorbila e peptídeos, em dez mulheres saudáveis com idade média de 41 anos. As participantes foram orientadas a passar uma vez ao dia a formulação tópica (2 mg.cm⁻²) no rosto por 60 dias. A composição e a concentração dos ingredientes da formulação cosmética estão descritas na Tabela 6.2. Medidas instrumentais de avaliação de viscoelasticidade foram utilizadas para analisar os parâmetros da pele. Melhorias significativas na firmeza foram observadas após a aplicação contínua do cosmético, uma vez que houve melhora do parâmetro Ro no teste usando Cutometer® (Courage+Khazaka electronic GmbH, Alemanha).

Tabela 6.2: Composição qualitativa e quantitativa de uma emulsão com tetraisopalmitato de ascorbila e peptídeos para pele madura.

Matéria-prima	Componente (Inci, International Nomenclature of Cosmetic Ingredients)	Concentração em porcentagem % (m/m)
Xalifin 15®	C12–C20 Acid PEG-8 Ester	8.0
Glicerina	Glycerin	5.0
Hemiesqualano®	C13-15 Alkane	2.0
VC-IP®	Ascorbyl tetraisopalmitate	3.0
Syn-Hycan®	Tetradecyl Aminobutyroylvalylaminobutyric Urea Trifluoroacetate (and) Magnesium Chloride	0.4
Cosmoguard SL-CP	Phenoxyethanol and Ethylhexylglycerin	0.4
Água destilada	Aqua	Q.S. 100
Hidróxido de sódio ou ácido cítrico	Sodium Hydroxide / Citric Acid	Q.S. pH 5.5 – 6.0

O AA também foi testado em sua forma original na concentração de 5% (m/m) (Tabela 6.3). Nesse terceiro estudo clínico, foram avaliadas imagens de ultrassom de alta frequência (Usaf) de 50 MHz, através dos parâmetros ecogenicidade total da pele, dérmica e epidérmica; variação e espessura média da pele total, epiderme e derme; e rugosidade da superfície. Foram incluídas 25 participantes com idade média de 48 anos. Elas aplicaram a formulação placebo em um antebraço e a formulação contendo 5% de AA no outro antebraço, uma vez ao dia, por 30 dias. As medições de Usaf foram realizadas antes de usar os produtos (T0), duas horas depois (T2h) e após 30 dias de uso (T30d). Um aumento significativo na ecogenicidade total da pele e na ecogenicidade dérmica foi observado, sugerindo que a aplicação do AA ativou processos de reorganização estrutural.

TABELA 6.3: COMPOSIÇÃO QUALITATIVA E QUANTITATIVA DE UMA EMULSÃO COM ÁCIDO ASCÓRBICO PARA PELE MADURA.

Matéria-prima	Componente (Inci, International Nomenclature of Cosmetic Ingredients)	Concentração em porcentagem % (m/m)
Álcool cetílico	Cetyl alcohol	9.0
Tween™ 60	Polysorbate 60	6.0
Ácido ascórbico	Ascorbic acid	5.0
Propilenoglicol	Propyleneglycol	5.0
Phenochem	Methylparaben (and) Ethylparaben (and) Propylparaben (and) Butylparaben (and) Isobutylparaben (and) Phenoxyethanol	0.5
Metabissulfito de sódio	Sodium metabisulfite	0.3
EDTA dissódico	Disodium EDTA	0.1
Água destilada	Aqua	Q.S. 100

Por fim, apresentamos a eficácia imediata de um simples filme cosmético composto de colágeno e ácido hialurônico (Tabela 6.4). As propriedades oclusivas dos filmes foram avaliadas com base na redução da perda transepidérmica de água (TEWL), na região do antebraço de 20 participantes. Após 30 minutos da aplicação do cosmético, foi observada redução do parâmetro de TEWL quando comparada ao controle. Os resultados sugerem uma possível melhora do efeito barreira após o uso do filme.

Tabela 6.4: Composição qualitativa e quantitativa de um filme de colágeno com ácido hialurônico.

Matéria-prima	Componente (Inci, International Nomenclature of Cosmetic Ingredients)	Concentração em porcentagem % (m/m)
Colágeno	Hydrolyzed Collagen	20
Ácido hialurônico	Sodium Hyaluronate	0,5
Água destilada	Aqua	Q.S. 100

Referências bibliográficas

BRAIT, I. M. G. et al. "Effect of cosmetic films with ascorbic acid and hyaluronic acid on transepidermal water loss". *Journal Biomedical and Biopharmaceutical Research*, vol. 18, n. 2, 2021, pp. 252-262.

FURLAN, A. S. et al. "Topical formulation with ascorbyl tetraisopalmitate and synthetic tripeptide, combined with facial muscle exercises". *Brazilian Journal of Pharmaceutical Sciences*, 2024.

VERGILIO, M. M. et al. "In vivo evaluation of topical ascorbic acid application on skin aging by 50 MHz ultrasound". *Journal of Cosmetic Dermatology*, 2022.

VERGILIO, M. M. & LEONARDI, G. R. "Topical formulation with niacinamide, combined with 5 MHz ultrasound for improving skin ageing: a double-blind, randomised, placebo-controlled clinical study". *Current Medicinal Chemistry*, 2024.

Considerações finais

A extensão universitária vive momento singular em sua trajetória histórica, conquistado pela concretização de sua condição de dimensão acadêmica imprescindível à formação nos cursos de graduação. Cada vez mais, diante da globalização e dos avanços na comunicação, as profissões vêm se atualizando/aperfeiçoando com muita velocidade.

Dessa maneira, a profissão de farmacêutico tem evoluído, abrangendo uma gama maior e mais complexa de responsabilidades. Além da tradicional atuação na fabricação e na dispensação de medicamentos, o farmacêutico é um membro integrante da equipe de saúde e assume funções variadas, fornecendo serviços de atenção farmacêutica e ajudando a garantir e proteger a saúde das pessoas.

O cuidado farmacêutico é uma abordagem desse profissional, junto com os profissionais da saúde e os usuários, para garantir o uso seguro e efetivo dos medicamentos, a prevenção e o controle das doenças. Logo, a indicação de cosméticos seguros e adequados, por profissionais capacitados e habilitados, permitirá que a população envelheça com mais saúde (menos ressecamento de pele, menos ceratose actínica, menor incidência de câncer de pele, mais autoestima, maior qualidade de vida etc.). Assim, por meio do cuidado farmacêutico, será possível esclarecer, com rigor científico, a respeito da função dos produtos cosméticos e de higiene pessoal, e aumentar a adesão das pessoas à sua utilização, ocasionando, dessa forma, proteção e manutenção de sua saúde.

O farmacêutico é um profissional-chave da saúde no que diz respeito à orientação e à educação sobre todos os aspectos relacionados ao cosmético. Ele é uma fonte confiável de conhecimento e aconselhamento, não apenas para usuários de cosméticos, mas também para outros profissionais de saúde.

As atividades clínicas do farmacêutico vêm para atender a uma necessidade social. As pessoas estão carentes de informações corretas sobre cosméticos e precisam de um profissional que as acompanhe. Por isso, a atuação clínica do farmacêutico, por meio de consultas, de análise de pele e seus anexos e do estabelecimento de um plano de cuidado individual, é essencial para a melhoria da qualidade de vida e a possibilidade de um envelhecimento mais saudável.

Vivemos num país tropical, no qual a temperatura está subindo a cada ano. A incidência de câncer de pele vem aumentando no mundo todo. A demanda do Sistema Único de Saúde (SUS) tem crescido cada vez mais, especialmente para atendimento de pessoas com problemas de pele relacionados a ceratose actínica, câncer, feridas e outras lesões cutâneas.

Logo, é fundamental a atuação do profissional farmacêutico na orientação do uso correto de produtos que irão evitar esses problemas. É necessário que a sociedade tenha acesso a informações e orientações corretas, use-as, compartilhe-as e se conscientize da necessidade da prevenção às doenças da pele.

Título	Cosmetologia clínica e cuidado farmacêutico para a saúde da pele
Autores	Gislaine Ricci Leonardi Mariane Massufero Vergilio
Coordenador editorial	Ricardo Lima
Secretário gráfico	Ednilson Tristão
Preparação dos originais e revisão	Lúcia Helena Lahoz Morelli
Editoração eletrônica	Ednilson Tristão
Design de capa	Ana Basaglia
Formato	14 x 21 cm
Papel	Avena 80 g/m^2 – miolo Cartão supremo 250 g/m^2 – capa
Tipologia	Minion Pro
Número de páginas	104

ESTA OBRA FOI IMPRESSA NA GRÁFICA CS
PARA A EDITORA DA UNICAMP EM FEVEREIRO DE 2025.

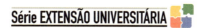

Série EXTENSÃO UNIVERSITÁRIA

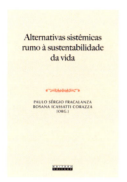

Alternativas sistêmicas rumo
à sustentabilidade da vida

Paulo Sérgio Fracalanza
Rosana Icassatti Corazza
(org.)

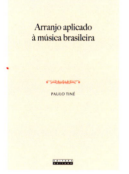

Arranjo aplicado à música brasileira

Paulo Tiné

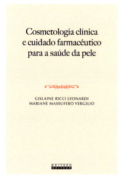

Cosmetologia clínica e cuidado
farmacêutico para a saúde da pele

Gislaine Ricci Leonardi
Mariane Massufero Vergilio

Divulgação científica, produção textual
e práticas extensionistas

Anna Christina Bentes
Caio Mira
Anderson Carnin

Fundamentos interdisciplinares
da musicologia sistemática

José Eduardo Fornari Novo Junior

Gramática e formação de professores
de língua portuguesa

Aquiles Tescari Neto

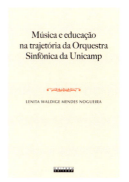

Música e educação na trajetória
da Orquestra Sinfônica da Unicamp

Lenita Waldige Mendes Nogueira

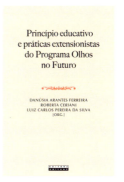

Princípio educativo e práticas
extensionistas do Programa Olhos
no Futuro

Danúsia Arantes Ferreira
Roberta Ceriani
Luiz Carlos Pereira da Silva
(org.)

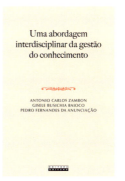

Uma abordagem interdisciplinar da gestão
do conhecimento

Antonio Carlos Zambon
Gisele Busichia Baioco
Pedro Fernandes da Anunciação